Gröna Lekar 2023

En Fantastisk Vegansk Kokbok med Nyttiga Och Kreativa Recept

Emilia Andersson

innehållsförteckning

Gammaldags kakor 9

Coconut Cream Pie 11

Lätt chokladgodis 13

Kryddig vinter Farro Soppa 15

Rainbow Kikärtssallad 17

Linssallad i medelhavsstil 19

Rostad sparris och avokadosallad 21

Gröna bönor gräddsallad med pinjenötter 23

Cannellini bönsoppa med grönkål 25

. Rejäl grädde av svamp 26

Äkta italiensk Panzanella sallad 29

Quinoa och svarta bönor sallad 31

Rik bulgursallad med örter 33

Klassisk rostad pepparsallad 37

Rejäl vinterquinoasoppa 39

gröna linssallad 41

. Acorn squash, kikärts- och couscoussoppa 43

. Kålsoppa med vitlökscrostini 45

Grädde av grönbönsoppa 48

Traditionell fransk löksoppa 50

. rostad morotssoppa 52

Italiensk Penne Pasta Sallad 54

Indisk Chana Chaat sallad 56

Thailändsk nudel och tempeh sallad 58

Klassisk broccoligräm 60

Marockansk lins- och russinsallad 62

Sparris och kikärtssallad 64

Gammaldags sallad med gröna bönor 67

Vinterbönsoppa 69

Italiensk cremini svampsoppa 71

Potatisgrädde med örter 74

Quinoa och avokadosallad 76

Tabbouleh sallad med tofu 78

Pasta trädgårdssallad 80

Traditionell ukrainsk borsjtj 83

Beluga linssallad 86

Indisk stil Naan sallad 88

Grillad pepparsallad i grekisk stil 90

Bön- och potatissoppa 93

Vinterquinoasallad med pickles 95

Rostad vildsvampsoppa 98

Gröna bönsoppa i medelhavsstil 100

Morotskräm 102

Nonna italiensk pizzasallad 105

Krämig gyllene grönsakssoppa 107

Traditionell indisk Rajma Dal 110

sallad med röda bönor 112

Anasazi bön- och grönsaksgryta 114

Lätt och rejäl Shakshuka 117

gammaldags chili 119

Lätt röd linssallad 122

Kikärtssallad i medelhavsstil 124

Traditionell toskansk böngryta (Ribollita) 127

Blanda grönsaker och belugalinser 129

Mexikanska kikärtstacoskålar 131

Indiska Dal Makhani 133

Bönskål i mexikansk stil 135

Klassisk italiensk Minestrone 137

Grön linsgryta med collard greener 139

Kikärts grönsaksblandning 141

Kryddig bönsås 143

Sojabönsallad i kinesisk stil 145

Gammaldags grönsaks- och linsgryta 148

indisk chana masala 150

Röd bönpastej 152

Skål med bruna linser 154

Varm och kryddig Anasazi bönsoppa 156

Svartögd ärtsallad (Ñebbe) 158

Mammas berömda chili 160

Kikärtsgräddsallad med pinjenötter 162

Black Bean Buddha skål 164

Mellanöstern kikärtsgryta 166

Lins- och tomatdip 168

Gröna ärter gräddsallad 170

Mellanöstern Za'atar Hummus 173

Linssallad med pinjenötter 175

Varm Anasazi bönsallad 177

Traditionell Mnazaleh gryta 179

Grädde av röda linser och paprika 181

Wok stekt kryddad snöärta 183

Snabb chili varje dag 185

Krämig svartögd ärtsallad 188

Kikärtsfyllda avokado 190

svart bönsoppa 192

Beluga linssallad med örter 196

italiensk bönsallad 199

Tomater fyllda med vita bönor 201

Vinter svartögd ärtsoppa 203

Röda bönor Empanadas 205

Hemgjorda ärtburgare 207

Gryta med svarta bönor och spenat 209

Den bästa chokladgranolan någonsin 212

Höstens pumpa bakkakor 214

Gammaldags kakor

(Färdig på cirka 45 minuter | Portioner 12)

Per portion: Kalorier: 167; Fett: 8,6 g; Kolhydrater: 19,6 g; Protein: 2,7g

Ingredienser

1 kopp universalmjöl

1 tsk bakpulver

en nypa salt

En nypa riven muskotnöt

1/2 tsk mald kanel

1/4 tsk mald kardemumma

1/2 kopp jordnötssmör

2 msk kokosolja, rumstemperatur

2 msk mandelmjölk

1/2 kopp farinsocker

1 tsk vaniljextrakt

1 dl veganska chokladchips

Vägbeskrivning

Kombinera mjöl, bakpulver och kryddor i en mixerskål.

I en annan skål, kombinera jordnötssmör, kokosolja, mandelmjölk, socker och vanilj. Rör ner den våta blandningen i de torra ingredienserna och rör tills det är väl blandat.

Vänd ner chokladbitarna. Ställ smeten i ditt kylskåp i cirka 30 minuter. Forma smeten till små kakor och lägg dem på en bakplåtspappersklädd form.

Grädda i den förvärmda ugnen vid 350 grader F i cirka 11 minuter. Lägg över dem på ett galler för att svalna något innan servering. Smaklig måltid!

Coconut Cream Pie

(Färdig på cirka 15 minuter + kylningstid | Portioner 12)

Per portion: Kalorier: 295; Fett: 21,1 g; Kolhydrater: 27,1 g; Protein: 3,8g

Ingredienser

skorpa:

2 koppar valnötter

10 färska dadlar, urkärnade

2 msk kokosolja i rumstemperatur

1/4 tsk ljumskar kardemumma

1/2 tsk mald kanel

1 tsk vaniljextrakt

Fyllning:

2 medelstora övermogna bananer

2 frysta bananer

1 kopp helfet kokosgrädde, väl kyld

1/3 kopp agavesirap

Garnering:

3 uns vegansk mörk choklad, rakad

Vägbeskrivning

I din matberedare, blanda ingredienserna till skorpan tills blandningen kommer samman; Tryck ut skorpan i en lätt oljad ugnsform.

Blanda sedan fyllningsskiktet. Sked fyllningen på skorpan, skapa en plan yta med en spatel.

Lägg över kakan till frysen i ca 3 timmar. Förvara i din frys.

Garnera med chokladslingor precis innan servering. Smaklig måltid!

Lätt chokladgodis

(Färdig på cirka 35 minuter | Portioner 8)

Per portion: Kalorier: 232; Fett: 15,5 g; Kolhydrater: 19,6 g; Protein: 3,4g

Ingredienser

10 uns mörk choklad, delad i bitar

6 matskedar kokosmjölk, varm

1/4 tsk mald kanel

1/4 tsk mald anis

1/2 tsk vaniljextrakt

1/4 kopp kakaopulver, osötad

Vägbeskrivning

Blanda noggrant chokladen, varm kokosmjölk, kanel, anis och vanilj tills allt är väl blandat.

Använd en cookie scoop för att dela blandningen i 1-ounce portioner. Rulla bollarna med händerna och ställ dem i kylen i minst 30 minuter.

Doppa chokladbollarna i kakaopulvret och förvara dem i kylen tills de ska serveras. Smaklig måltid!

Kryddig vinter Farro Soppa

(Färdig på cirka 30 minuter | Serverar 4)

Per portion: Kalorier: 298; Fett: 8,9 g; Kolhydrater: 44,6g; Proteiner: 11,7g

Ingredienser

2 matskedar olivolja

1 medelstor purjolök, hackad

1 medelstor kålrot, skivad

2 italienska paprikor, kärnade och hackade

1 jalapenopeppar, finhackad

2 potatisar, skalade och tärnade

4 koppar grönsaksbuljong

1 kopp farro, sköljd

1/2 tsk granulerad vitlök

1/2 tesked gurkmejapulver

1 lager lager

2 dl spenat, i bitar

Adresser

I en tjockbottnad gryta, värm olivoljan på måttlig värme. Fräs nu purjolök, kålrot, paprika och potatis i cirka 5 minuter tills de är knapriga.

Tillsätt grönsaksbuljong, farro, granulerad vitlök, gurkmeja och lagerblad; koka upp.

Sätt genast upp värmen till en sjud. Låt koka i ca 25 minuter eller tills farro och potatis mjuknat.

Tillsätt spenat och ta bort grytan från värmen; Låt spenaten stå på restvärme tills den vissnar. Njut av!

Rainbow Kikärtssallad

(Färdig på cirka 30 minuter | Serverar 4)

Per portion: Kalorier: 378; Fett: 24g; Kolhydrater: 34,2g; Proteiner: 10,1g

Ingredienser

16 uns konserverade kikärter, avrunna

1 medelstor avokado, skivad

1 paprika, kärnad och skivad

1 stor tomat, skivad

2 gurkor, tärnade

1 skivad rödlök

1/2 tsk finhackad vitlök

1/4 kopp hackad färsk persilja

1/4 kopp olivolja

2 msk äppelcidervinäger

1/2 färskpressad lime

Havssalt och mald svartpeppar efter smak

Adresser

Blanda alla ingredienser i en salladsskål.

Ställ in salladen i kylen ca 1 timme innan servering.

Njut av!

Linssallad i medelhavsstil

(Färdig på cirka 20 minuter + kylningstid | 5 portioner)

Per portion: Kalorier: 348; Fetter: 15g; Kolhydrater: 41,6g; Proteiner: 15,8g

Ingredienser

1 ½ dl röda linser, sköljda

1 tsk deli senap

1/2 färskpressad citron

2 msk tamarisås

2 gräslöksstjälkar, hackade

1/4 kopp extra virgin olivolja

2 hackade vitlöksklyftor

1 dl smörsallat, skuren i bitar

2 msk hackad färsk persilja

2 msk hackad färsk koriander

1 tsk färsk basilika

1 tsk färsk oregano

1 ½ dl körsbärstomater, halverade

3 uns Kalamata oliver, urkärnade och halverade

Adresser

Koka upp 4 ½ dl vatten och de röda linserna i en stor kastrull.

Sätt omedelbart upp värmen och fortsätt att koka linserna i cirka 15 minuter eller tills de är mjuka. Häll av och låt svalna helt.

Överför linserna till en salladsskål; blanda linserna med resten av ingredienserna tills de är väl blandade.

Servera kall eller rumstemperatur. Njut av!

Rostad sparris och avokadosallad

(Färdig på cirka 20 minuter + kylningstid | 4 portioner)

Per portion: Kalorier: 378; Fett: 33,2g; Kolhydrater: 18,6g; Proteiner: 7,8 g

Ingredienser

1 pund sparris, skuren i små bitar

1 hackad vitlök

2 hackade vitlöksklyftor

1 romsk tomat, skivad

1/4 kopp olivolja

1/4 kopp balsamvinäger

1 msk stenmalen senap

2 msk hackad färsk persilja

1 msk hackad färsk koriander

1 msk hackad färsk basilika

Havssalt och mald svartpeppar efter smak

1 liten avokado, urkärnad och tärnad

1/2 dl pinjenötter, hackade

Adresser

Börja med att förvärma ugnen till 420 grader F.

Kasta sparrisen med 1 msk olivolja och lägg på en bakplåtspappersklädd plåt.

Grädda i cirka 15 minuter, vrid pannan en eller två gånger för att främja jämn matlagning. Låt den svalna helt och lägg den i din salladsskål.

Blanda sparrisen med grönsakerna, olivolja, vinäger, senap och örter. Salta och peppra efter smak.

Blanda ihop och toppa med avokado och pinjenötter. Njut av!

Gröna bönor gräddsallad med pinjenötter

(Färdig på cirka 10 minuter + kylningstid | 5 portioner)

Per portion: Kalorier: 308; Fett: 26,2g; Kolhydrater: 16,6g; Proteiner: 5,8g

Ingredienser

1 ½ pund gröna bönor, hackade

2 medelstora tomater, tärnade

2 paprikor, kärnade och tärnade

4 matskedar hackad schalottenlök

1/2 dl pinjenötter, hackade

1/2 kopp vegansk majonnäs

1 msk deli senap

2 msk hackad färsk basilika

2 msk hackad färsk persilja

1/2 tsk krossade rödpepparflingor

Havssalt och nymalen svartpeppar efter smak

Adresser

Koka gröna bönor i en stor kastrull med saltat vatten tills de är mjuka eller ca 2 minuter.

Häll av och låt bönorna svalna helt; överför dem sedan till en salladsskål. Blanda bönorna med resterande ingredienser.

Smaka av och justera kryddor. Njut av!

Cannellini bönsoppa med grönkål

(Färdig på cirka 25 minuter | 5 portioner)

Per portion: Kalorier: 188; Fett: 4,7 g; Kolhydrater: 24,5g; Proteiner: 11,1g

Ingredienser

1 msk olivolja

1/2 tsk finhackad ingefära

1/2 tsk spiskummin

1 hackad rödlök

1 morot, skivad och hackad

1 palsternacka, skivad och hackad

2 hackade vitlöksklyftor

5 koppar grönsaksbuljong

12 uns cannellinibönor, avrunna

2 dl grönkål, skuren i bitar

Havssalt och mald svartpeppar efter smak

Adresser

Värm oliven på medelhög värme i en tjockbottnad gryta. Fräs nu ingefära och spiskummin i 1 minut eller så.

Tillsätt nu löken, moroten och palsternackan; fortsätt att steka i 3 minuter till eller tills grönsakerna är mjuka.

Tillsätt vitlöken och fortsätt fräsa i 1 minut eller tills den är aromatisk.

Häll sedan i grönsaksbuljongen och låt koka upp. Sänk omedelbart värmen till en sjud och låt koka i 10 minuter.

Rör ner cannellinibönor och grönkål; fortsätt sjuda tills grönkålen vissnar och allt är genomvärmt. Krydda med salt och peppar efter smak.

Servera i individuella skålar och servera varma. Njut av!

. Rejäl grädde av svamp

(Färdig på cirka 15 minuter | 5 portioner)

Per portion: Kalorier: 308; Fett: 25,5 g; Kolhydrater: 11,8g; Proteiner: 11,6g

Ingredienser

2 msk sojasmör

1 stor schalottenlök, hackad

20 uns cremini-svampar, skivade

2 hackade vitlöksklyftor

4 matskedar linfrömjöl

5 koppar grönsaksbuljong

1 1/3 dl hel kokosmjölk

1 lagerblad

Havssalt och mald svartpeppar efter smak

Adresser

Smält det veganska smöret i en kastrull på medelhög värme. När den är varm, koka schalottenlöken i cirka 3 minuter tills den är mjuk och doftande.

Tillsätt svamp och vitlök och fortsätt koka tills svampen mjuknat. Tillsätt linfrömjölet och fortsätt koka i 1 minut eller så.

Tillsätt resterande ingredienser. Låt sjuda, täckt och fortsätt koka i ytterligare 5 till 6 minuter tills soppan tjocknar något.

Njut av!

Äkta italiensk Panzanella sallad

(Färdig på cirka 35 minuter | 3 portioner)

Per portion: Kalorier: 334; Fett: 20,4g; Kolhydrater: 33,3g; Proteiner: 8,3g

Ingredienser

3 koppar hantverksbröd, brutet i 1-tums kuber

3/4 pund sparris, putsad och skuren i små bitar

4 matskedar extra virgin olivolja

1 hackad rödlök

2 msk färsk limejuice

1 tsk deli senap

2 medium heirloom tomater, tärnade

2 koppar ruccola

2 koppar babyspenat

2 italienska paprikor, kärnade och skivade

Havssalt och mald svartpeppar efter smak

Adresser

Lägg brödtärningarna på en bakplåtspappersklädd plåt. Baka i den förvärmda ugnen vid 310 grader F i cirka 20 minuter, vrid bakplåten två gånger under gräddningstiden; bokning.

Sätt ugnen på 420 grader F och släng sparris med 1 matsked olivolja. Grilla sparrisen i cirka 15 minuter eller tills den är knaprig.

Blanda de återstående ingredienserna i en salladsskål; toppa med den grillade sparrisen och det rostade brödet.

Njut av!

Quinoa och svarta bönor sallad

(Färdig på cirka 15 minuter + kylningstid | 4 portioner)

Per portion: Kalorier: 433; Fett: 17,3 g; Kolhydrater: 57g; Proteiner: 15,1g

Ingredienser

2 koppar vatten

1 dl quinoa, sköljd

16 uns konserverade svarta bönor, avrunna

2 romska tomater, skivade

1 rödlök, tunt skivad

1 gurka, kärnade och hackad

2 vitlöksklyftor, pressade eller hackade

2 italienska paprikor, kärnade och skivade

2 msk hackad färsk persilja

2 msk hackad färsk koriander

1/4 kopp olivolja

1 färskpressad citron

1 msk äppelcidervinäger

1/2 tsk torkad dill

1/2 tsk torkad oregano

Havssalt och mald svartpeppar efter smak

Adresser

Häll vattnet och quinoan i en kastrull och låt koka upp. Sätt genast upp värmen till en sjud.

Låt puttra i cirka 13 minuter tills quinoan har absorberat allt vatten; Fluffa quinoan med en gaffel och låt svalna helt. Överför sedan quinoan till en salladsskål.

Tillsätt de återstående ingredienserna i salladsskålen och blanda ihop väl. Njut av!

Rik bulgursallad med örter

(Färdig på cirka 20 minuter + kylningstid | 4 portioner)

Per portion: Kalorier: 408; Fett: 18,3g; Kolhydrater: 51,8g; Proteiner: 13,1g

Ingredienser

2 koppar vatten

1 dl bulgur

12 uns konserverade kikärter, avrunna

1 persisk gurka, tunt skivad

2 paprika, kärnade och tunt skivade

1 jalapenopeppar, kärnad och tunt skivad

2 romska tomater, skivade

1 lök, tunt skivad

2 msk hackad färsk basilika

2 msk hackad färsk persilja

2 msk hackad färsk mynta

2 msk hackad färsk gräslök

4 matskedar olivolja

1 msk balsamvinäger

1 msk citronsaft

1 tsk färsk vitlök, pressad

Havssalt och nymalen svartpeppar efter smak

2 msk näringsjäst

1/2 kopp Kalamata oliver, skivade

Adresser

Koka upp vattnet och bulgur i en kastrull. Sätt genast upp värmen och låt koka i cirka 20 minuter eller tills bulguren är mjuk och vattnet nästan absorberats. Fluffa med en gaffel och bred ut på en stor plåt för att svalna.

Lägg bulguren i en salladsskål följt av kikärter, gurka, paprika, tomater, lök, basilika, persilja, mynta och gräslök.

I en liten tallrik, vispa ihop olivolja, balsamvinäger, citronsaft, vitlök, salt och svartpeppar. Klä salladen och blanda ihop.

Strö näringsjäst på toppen, garnera med oliver och servera i rumstemperatur. Njut av!

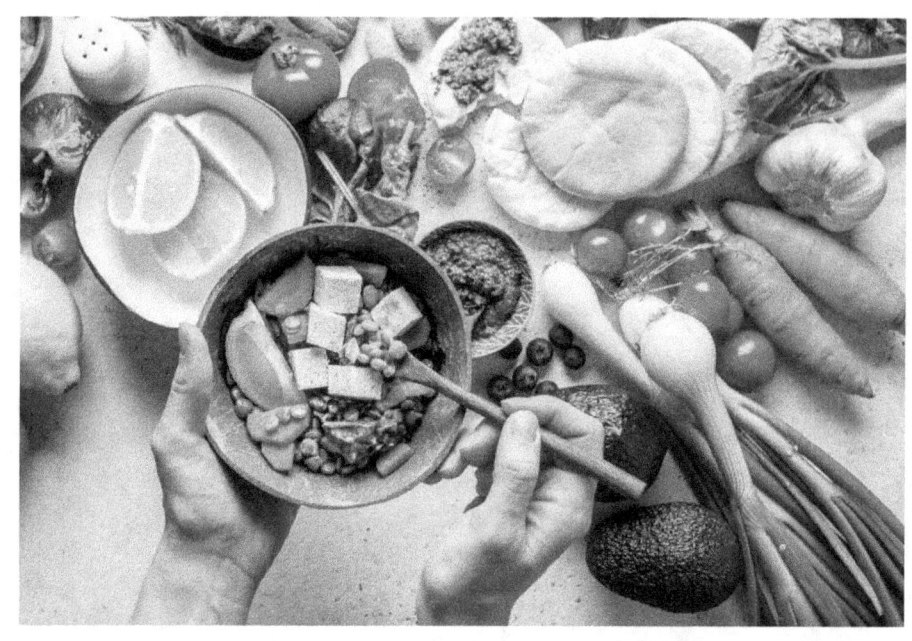

Klassisk rostad pepparsallad

(Färdig på cirka 15 minuter + kylningstid | 3 portioner)

Per portion: Kalorier: 178; Fett: 14,4g; Kolhydrater: 11,8g; Protein: 2,4g

Ingredienser

6 paprika

3 matskedar extra virgin olivolja

3 teskedar rödvinsvinäger

3 vitlöksklyftor fint hackade

2 msk hackad färsk persilja

Havssalt och nymalen svartpeppar efter smak

1/2 tsk röd paprikaflingor

6 matskedar pinjenötter, hackade

Adresser

Rosta paprikan på en bakplåtspappersklädd plåt i cirka 10 minuter, rotera pannan halvvägs genom tillagningstiden, tills de är förkolnade på alla sidor.

Täck sedan paprikorna med ångande plastfolie. Kassera skalet, fröna och kärnorna.

Skär paprikan i strimlor och blanda dem med resten av ingredienserna. Ställ i kylen tills den ska serveras. Njut av!

Rejäl vinterquinoasoppa

(Färdig på cirka 25 minuter | Serverar 4)

Per portion: Kalorier: 328; Fett: 11,1 g; Kolhydrater: 44,1g; Proteiner: 13,3g

Ingredienser

2 matskedar olivolja

1 hackad lök

2 morötter, skalade och hackade

1 hackad palsternacka

1 stjälk selleri hackad

1 dl hackad gul squash

4 vitlöksklyftor, pressade eller hackade

4 koppar rostad grönsaksbuljong

2 medelstora tomater, krossade

1 kopp quinoa

Havssalt och mald svartpeppar efter smak

1 lager lager

2 dl mangold, sega revben togs bort och skär i bitar

2 msk hackad italiensk persilja

Adresser

Värm oliven på medelhög värme i en tjockbottnad gryta. Fräs nu lök, morot, palsternacka, selleri och gul squash i cirka 3 minuter eller tills grönsakerna är mjuka.

Tillsätt vitlöken och fortsätt fräsa i 1 minut eller tills den är aromatisk.

Tillsätt sedan grönsaksbuljong, tomater, quinoa, salt, peppar och lagerblad; koka upp. Sänk omedelbart värmen till en sjud och låt koka i 13 minuter.

Tillsätt mangold; fortsätt koka på svag värme tills mangolden vissnar.

Servera i individuella skålar och servera garnerad med den färska persiljan. Njut av!

gröna linssallad

(Färdig på cirka 20 minuter + kylningstid | 5 portioner)

Per portion: Kalorier: 349; Fett: 15,1 g; Kolhydrater: 40,9g; Proteiner: 15,4g

Ingredienser

1 ½ dl gröna linser, sköljda

2 koppar ruccola

2 dl romansallat, skuren i bitar

1 dl babyspenat

1/4 kopp hackad färsk basilika

1/2 kopp hackad schalottenlök

2 vitlöksklyftor fint hackade

1/4 kopp soltorkade tomater packade i olja, sköljda och hackade

5 matskedar extra virgin olivolja

3 matskedar färsk citronsaft

Havssalt och mald svartpeppar efter smak

Adresser

Koka upp 4 ½ dl vatten och röda linser i en stor kastrull.

Koka omedelbart upp värmen och fortsätt att koka linserna i ytterligare 15 till 17 minuter eller tills de är mjuka men inte mosiga. Häll av och låt svalna helt.

Överför linserna till en salladsskål; blanda linserna med resten av ingredienserna tills de är väl blandade.

Servera kall eller rumstemperatur. Njut av!

. Acorn squash, kikärts- och couscoussoppa

(Färdig på cirka 20 minuter | 4 portioner)

Per portion: Kalorier: 378; Fett: 11g; Kolhydrater: 60,1g; Proteiner: 10,9g

Ingredienser

2 matskedar olivolja

1 schalottenlök hackad

1 morot, skivad och hackad

2 dl hackad ekollon squash

1 stjälk selleri hackad

1 tsk finhackad vitlök

1 tsk torkad rosmarin, hackad

1 tsk torkad timjan, hackad

2 koppar lökkräm

2 koppar vatten

1 kopp torr couscous

Havssalt och mald svartpeppar efter smak

1/2 tsk röd paprikaflingor

6 uns konserverade kikärter, avrunna

2 matskedar färsk citronsaft

Adresser

Värm oliven på medelhög värme i en tjockbottnad gryta. Fräs nu schalottenlök, morot, squash och selleri i cirka 3 minuter eller tills grönsakerna är mjuka.

Tillsätt vitlök, rosmarin och timjan och fortsätt fräsa i 1 minut eller tills det doftar.

Tillsätt sedan soppan, vattnet, couscousen, salt, svartpeppar och rödpepparflingor; koka upp. Sänk omedelbart värmen till en sjud och låt koka i 12 minuter.

Tillsätt de konserverade kikärtorna; fortsätt att koka på låg värme tills den är genomvärmd eller ca 5 minuter till.

Servera i individuella skålar och ringla citronsaft över toppen.
Njut av!

. Kålsoppa med vitlökscrostini

(Färdig på cirka 1 timme | 4 serveringar)

Per portion: Kalorier: 408; Fett: 23,1 g; Kolhydrater: 37,6g; Proteiner: 11,8g

Ingredienser

Soppa:

2 matskedar olivolja

1 medelstor purjolök hackad

1 dl hackad kålrot

1 hackad palsternacka

1 hackad morot

2 dl strimlad vitkål

2 vitlöksklyftor fint hackade

4 koppar grönsaksbuljong

2 lagerblad

Havssalt och mald svartpeppar efter smak

1/4 tsk spiskummin

1/2 tsk senapsfrön

1 tsk torkad basilika

2 tomater, mosade

Crostini:

8 baguetteskivor

2 vitlökhuvuden

4 matskedar extra virgin olivolja

Adresser

Värm 2 matskedar av oliverna i en kastrull på medelhög värme. Fräs nu purjolök, kålrot, palsternacka och morot i cirka 4 minuter eller tills grönsakerna är knapriga.

Tillsätt vitlök och vitkål och fortsätt fräsa i 1 minut eller tills det doftar.

Tillsätt sedan grönsaksbuljongen, lagerblad, salt, svartpeppar, spiskummin, senapsfrön, torkad basilika och mosade tomater; koka upp. Sänk omedelbart värmen till en sjud och låt koka i cirka 20 minuter.

Förvärm under tiden ugnen till 375 grader F. Rosta nu vitlök- och baguetteskivorna i cirka 15 minuter. Ta ut crostinin från ugnen.

Fortsätt att baka vitlöken i ytterligare 45 minuter eller tills den är väldigt mjuk. Låt vitlöken svalna.

Skär nu varje vitlök med en vass sågtandad kniv för att separera alla kryddnejlika.

Krama ut de rostade vitlöksklyftorna ur skalet. Krossa vitlöksmassan med 4 matskedar extra virgin olivolja.

Fördela den rostade vitlöksblandningen jämnt över toppen av crostinin. Servera med den varma soppan. Njut av!

Grädde av grönbönsoppa

(Färdig på cirka 35 minuter | Serverar 4)

Per portion: Kalorier: 410; Fett: 19,6 g; Kolhydrater: 50,6g; Proteiner: 13,3g

Ingredienser

1 msk sesamolja

1 hackad lök

1 grön paprika, kärnad och hackad

2 röda potatisar, skalade och tärnade

2 hackade vitlöksklyftor

4 koppar grönsaksbuljong

1 pund gröna bönor, hackade

Havssalt och mald svartpeppar, för smaksättning

1 kopp hel kokosmjölk

Adresser

Värm sesamen på medelhög värme i en tjockbottnad gryta. Stek nu löken, paprikan och potatisen i cirka 5 minuter, rör om med jämna mellanrum.

Tillsätt vitlöken och fortsätt fräsa i 1 minut eller tills den doftar.

Tillsätt sedan grönsaksbuljongen, gröna bönor, salt och svartpeppar; koka upp. Sänk omedelbart värmen till en sjud och låt koka i 20 minuter.

Mosa gröna bönblandningen med en stavmixer tills den är slät och krämig.

Häll tillbaka den purerade blandningen i grytan. Tillsätt kokosmjölken och fortsätt att sjuda tills den är genomvärmd eller ca 5 minuter till.

Servera i individuella skålar och servera varma. Njut av!

Traditionell fransk löksoppa

(Färdig på cirka 1 timme 30 minuter | 4 serveringar)

Per portion: Kalorier: 129; Fett: 8,6 g; Kolhydrater: 7,4g; Proteiner: 6,3g

Ingredienser

- 2 matskedar olivolja
- 2 stora gula lökar, tunt skivade
- 2 kvistar timjan hackad
- 2 kvistar rosmarin hackad
- 2 tsk balsamvinäger
- 4 koppar grönsaksbuljong
- Havssalt och mald svartpeppar efter smak

Adresser

Värm olivoljan på måttlig värme i en kastrull eller kastrull. Koka nu löken med timjan, rosmarin och 1 tesked havssalt i cirka 2 minuter.

Sänk nu värmen till medel-låg och fortsätt tillaga tills löken karamelliserats eller cirka 50 minuter.

Tillsätt balsamvinägern och fortsätt koka i 15 till. Tillsätt buljong, salt och svartpeppar och fortsätt att sjuda i 20 till 25 minuter.

Servera med rostat bröd och njut!

. rostad morotssoppa

(Färdig på cirka 50 minuter | Serverar 4)

Per portion: Kalorier: 264; Fett: 18,6 g; Kolhydrater: 20,1g; Protein: 7,4g

Ingredienser

1 ½ pund morötter

4 matskedar olivolja

1 hackad gul lök

2 hackade vitlöksklyftor

1/3 tsk malen spiskummin

Havssalt och vitpeppar efter smak.

1/2 tesked gurkmejapulver

4 koppar grönsaksbuljong

2 tsk citronsaft

2 matskedar färsk koriander, hackad

Adresser

Börja med att förvärma ugnen till 400 grader F. Ordna morötterna på en stor bakplåtspappersklädd plåt; blanda morötter med 2 matskedar olivolja.

Rosta morötterna i cirka 35 minuter eller tills de är mjuka.

Värm de återstående 2 msk olivolja i en tjockbottnad gryta. Fräs nu löken och vitlöken i cirka 3 minuter eller tills de är aromatiska.

Tillsätt spiskummin, salt, peppar, gurkmeja, grönsaksbuljong och rostade morötter. Fortsätt koka på låg värme i 12 minuter till.

Puréa din soppa med en stavmixer. Ringla citronsaft över din soppa och servera garnerad med färska korianderblad. Njut av!

Italiensk Penne Pasta Sallad

(Färdig på cirka 15 minuter + kylningstid | 3 portioner)

Per portion: Kalorier: 614; Fett: 18,1 g; Kolhydrater: 101g; Proteiner: 15,4g

Ingredienser

9 uns penne pasta

9 uns konserverade cannellinibönor, avrunna

1 liten lök, tunt skivad

1/3 kopp Niçoise oliver, urkärnade och skivade

2 italienska paprikor, skivade

1 dl körsbärstomater, halverade

3 koppar ruccola

Bandage:

3 matskedar extra virgin olivolja

1 tsk citronskal

1 tsk finhackad vitlök

3 msk balsamvinäger

1 tsk italiensk örtblandning

Havssalt och mald svartpeppar efter smak

Adresser

Koka pennepasta enligt anvisningarna på förpackningen. Häll av och skölj pastan. Låt svalna helt och överför sedan till en salladsskål.

Lägg sedan till bönorna, löken, oliverna, paprikan, tomaterna och ruccolan i salladsskålen.

Blanda alla ingredienser till dressingen tills allt är väl blandat. Klä din sallad och servera den väldigt kall. Njut av!

Indisk Chana Chaat sallad

(Färdig på cirka 45 minuter + kylningstid | 4 portioner)

Per portion: Kalorier: 604; Fett: 23,1 g; Kolhydrater: 80g; Proteiner: 25,3g

Ingredienser

1 pund torkade kikärter, blötlagda över natten

2 San Marzano tomater, tärnade

1 persisk gurka, skivad

1 hackad lök

1 paprika, kärnad och tunt skivad

1 grön chili, kärnad och tunt skivad

2 nävar babyspenat

1/2 tsk Kashmiri chilipulver

4 hackade curryblad

1 matsked chaat masala

2 msk färsk citronsaft eller efter smak

4 matskedar olivolja

1 tsk agavesirap

1/2 tsk senapsfrön

1/2 tsk korianderfrön

2 msk sesamfrön, lätt rostade

2 matskedar färsk koriander, hackad

Adresser

Låt kikärtorna rinna av och lägg dem i en stor kastrull. Täck kikärtorna med vatten med 2 tum och låt koka upp.

Sätt omedelbart upp värmen och fortsätt koka i cirka 40 minuter.

Blanda kikärtorna med tomater, gurka, lök, paprika, spenat, chilipulver, curryblad och chaat masala.

I en liten skål, kombinera citronsaft, olivolja, agavesirap, senapsfrön och korianderfrön väl.

Garnera med sesamfrön och färsk koriander. Njut av!

Thailändsk nudel och tempeh sallad

(Färdig på cirka 45 minuter | 3 portioner)

Per portion: Kalorier: 494; Fett: 14,5 g; Kolhydrater: 75g; Proteiner: 18,7g

Ingredienser

6 uns tempeh

4 matskedar risvinäger

4 matskedar sojasås

2 hackade vitlöksklyftor

1 liten lime, färskpressad

5 uns risnudlar

1 julienne skuren morot

1 schalottenlök hackad

3 nävar bok choy, skivad tunt

3 nävar grönkål, skuren i bitar

1 paprika, kärnad och tunt skivad

1 fågelperspektiv chile, hackad

1/4 kopp jordnötssmör

2 msk agavesirap

Adresser

Placera tempeh, 2 matskedar vardera av risvinäger, sojasås, vitlök och citronsaft i en keramisk skål; låt det jäsa i ca 40 minuter.

Koka under tiden risnudlar enligt anvisningarna på förpackningen. Häll av nudlarna och överför dem till en salladsskål.

Tillsätt morot, schalottenlök, kål, grönkål och paprika i salladsskålen. Tillsätt jordnötssmör, återstående 2 msk risvinäger och agavesirap och rör om så att det blandas väl.

Toppa med den marinerade tempen och servera genast. Njut av!

Klassisk broccoligräm

(Färdig på cirka 35 minuter | Serverar 4)

Per portion: Kalorier: 334; Fett: 24,5g; Kolhydrater: 22,5g; Protein: 10,2g

Ingredienser

2 matskedar olivolja

1 pund broccolibuketter

1 hackad lök

1 revbenselleri, hackad

1 hackad palsternacka

1 tsk finhackad vitlök

3 koppar grönsaksbuljong

1/2 tsk torkad dill

1/2 tsk torkad oregano

Havssalt och mald svartpeppar efter smak

2 msk linfrömjöl

1 kopp hel kokosmjölk

Adresser

Värm olivoljan på medelhög värme i en tjockbottnad gryta. Fräs nu broccolin, löken, selleri och palsternacka i cirka 5 minuter, rör om med jämna mellanrum.

Tillsätt vitlöken och fortsätt fräsa i 1 minut eller tills den doftar.

Tillsätt sedan grönsaksbuljongen, dill, oregano, salt och svartpeppar; koka upp. Sänk omedelbart värmen till en sjud och låt koka i cirka 20 minuter.

Mosa soppan med en stavmixer tills den är slät och krämig.

Häll tillbaka den purerade blandningen i grytan. Tillsätt linfrömjöl och kokosmjölk; fortsätt koka på låg värme tills den är genomvärmd eller ca 5 minuter.

Servera i fyra portionsskålar och njut!

Marockansk lins- och russinsallad

(Färdig på cirka 20 minuter + kylningstid | 4 portioner)

Per portion: Kalorier: 418; Fetter: 15g; Kolhydrater: 62,9g; Proteiner: 12,4g

Ingredienser

1 dl röda linser, sköljda

1 stor morot, finhackad

1 persisk gurka, tunt skivad

1 finhackad söt lök

1/2 kopp gyllene russin

1/4 kopp färsk mynta, hackad

1/4 kopp färsk basilika, hackad

1/4 kopp extra virgin olivolja

1/4 kopp citronsaft, färskpressad

1 tsk rivet citronskal

1/2 tsk färsk ingefära, skalad och hackad

1/2 tsk granulerad vitlök

1 tsk mald kryddpeppar

Havssalt och mald svartpeppar efter smak

Adresser

Koka upp 3 dl vatten och 1 dl linser i en stor kastrull.

Sätt omedelbart upp värmen till en sjud och fortsätt att koka linserna i ytterligare 15 till 17 minuter eller tills de mjuknat men ännu inte är mosiga. Häll av och låt svalna helt.

Överför linserna till en salladsskål; tillsätt morot, gurka och sötlök. Lägg sedan till russin, mynta och basilika till din sallad.

I en liten tallrik, vispa ihop olivolja, citronsaft, citronskal, ingefära, granulerad vitlök, kryddpeppar, salt och svartpeppar.

Klä din sallad och servera den väldigt kall. Njut av!

Sparris och kikärtssallad

(Färdig på cirka 10 minuter + kylningstid | 5 portioner)

Per portion: Kalorier: 198; Fett: 12,9 g; Kolhydrater: 17,5g; Proteiner: 5,5g

Ingredienser

1 ¼ pund sparris, putsad och skuren i små bitar

5 uns konserverade kikärter, avrunna och sköljda

1 chipotle chili, kärnad och finhackad

1 italiensk paprika, kärnad och hackad

1/4 kopp hackade färska basilikablad

1/4 kopp färska bladpersilja, hackad

2 msk färska myntablad

2 msk hackad färsk gräslök

1 tsk finhackad vitlök

1/4 kopp extra virgin olivolja

1 msk balsamvinäger

1 msk färsk citronsaft

2 matskedar sojasås

1/4 tsk mald kryddpeppar

1/4 tsk malen spiskummin

Havssalt och nymalda pepparkorn, efter smak

Adresser

Koka upp en stor kastrull med saltat vatten med sparrisen; låt det koka i 2 minuter; dränera och skölj.

Överför sparrisen till en salladsskål.

Blanda sparrisen med kikärter, paprika, örter, vitlök, olivolja, vinäger, limejuice, sojasås och kryddor.

Blanda för att kombinera och servera omedelbart. Njut av!

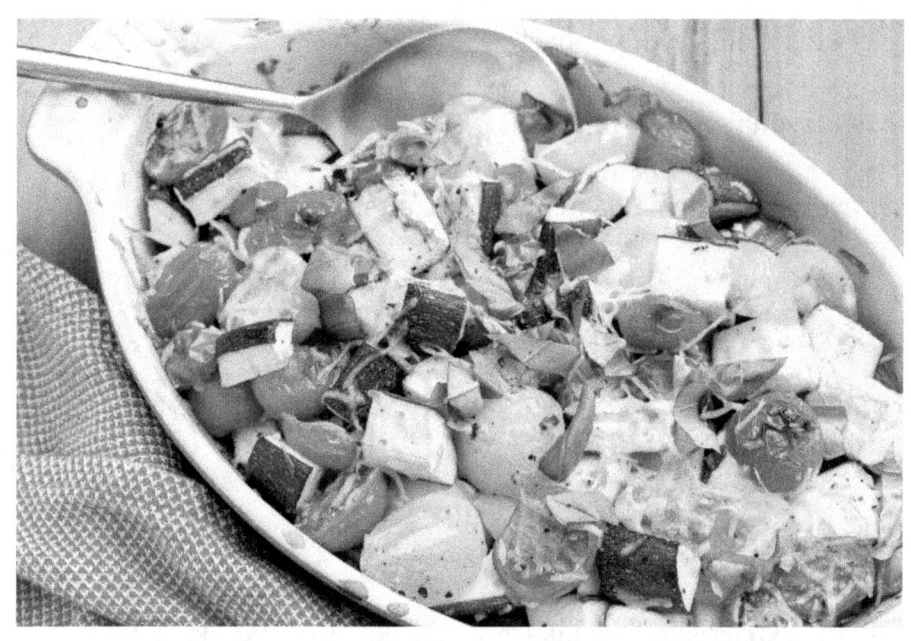

Gammaldags sallad med gröna bönor

(Färdig på cirka 10 minuter + kylningstid | 4 portioner)

Per portion: Kalorier: 240; Fett: 14,1g; Kolhydrater: 29g; Proteiner: 4,4g

Ingredienser

1 ½ pund gröna bönor, hackade

1/2 dl hackad gräslök

1 tsk finhackad vitlök

1 persisk gurka, skivad

2 dl druvtomater, halverade

1/4 kopp olivolja

1 tsk deli senap

2 msk tamarisås

2 msk citronsaft

1 msk äppelcidervinäger

1/4 tsk spiskumminpulver

1/2 tsk torkad timjan

Havssalt och mald svartpeppar efter smak

Adresser

Koka gröna bönor i en stor kastrull med saltat vatten tills de är mjuka eller ca 2 minuter.

Häll av och låt bönorna svalna helt; överför dem sedan till en salladsskål. Blanda bönorna med resterande ingredienser.

Njut av!

Vinterbönsoppa

(Färdig på cirka 25 minuter | Serverar 4)

Per portion: Kalorier: 234; Fett: 5,5 g; Kolhydrater: 32,3g; Proteiner: 14,4g

Ingredienser

1 msk olivolja

2 msk hackad schalottenlök

1 hackad morot

1 hackad palsternacka

1 stjälk selleri hackad

1 tsk finhackad färsk vitlök

4 koppar grönsaksbuljong

2 lagerblad

1 kvist hackad rosmarin

16 uns konserverade marinbönor

Flinga havssalt och mald svartpeppar efter smak

Adresser

Värm oliven på medelhög värme i en tjockbottnad gryta. Fräs nu schalottenlök, morot, palsternacka och selleri i cirka 3 minuter eller tills grönsakerna är mjuka.

Tillsätt vitlöken och fortsätt fräsa i 1 minut eller tills den är aromatisk.

Tillsätt sedan grönsaksbuljongen, lagerbladen och rosmarin och låt koka upp. Sänk omedelbart värmen till en sjud och låt koka i 10 minuter.

Tillsätt de vita bönorna och fortsätt att sjuda i cirka 5 minuter tills allt är genomvärmt. Krydda med salt och svartpeppar efter smak.

Servera i individuella skålar, kassera lagerbladen och servera varma. Njut av!

Italiensk cremini svampsoppa

(Färdig på cirka 15 minuter | 3 portioner)

Per portion: Kalorier: 154; Fett: 12,3g; Kolhydrater: 9,6g; Proteiner: 4,4g

Ingredienser

3 msk veganskt smör

1 hackad vitlök

1 röd paprika hackad

1/2 tsk pressad vitlök

3 dl cremini svamp, hackad

2 msk mandelmjöl

3 koppar vatten

1 tsk italiensk örtblandning

Havssalt och mald svartpeppar efter smak

1 hög matsked färsk gräslök, hackad

Adresser

Smält det veganska smöret i en kastrull på medelhög värme. När den är varm, fräs löken och paprikan i cirka 3 minuter tills den är mjuk.

Tillsätt vitlöken och cremini-svamparna och fortsätt fräsa tills svampen mjuknat. Strö mandelmjöl över svampen och fortsätt koka i 1 minut eller så.

Tillsätt resterande ingredienser. Låt sjuda, täckt och fortsätt koka i ytterligare 5 till 6 minuter tills vätskan tjocknar något.

Servera i tre soppskålar och garnera med färsk gräslök. Njut av!

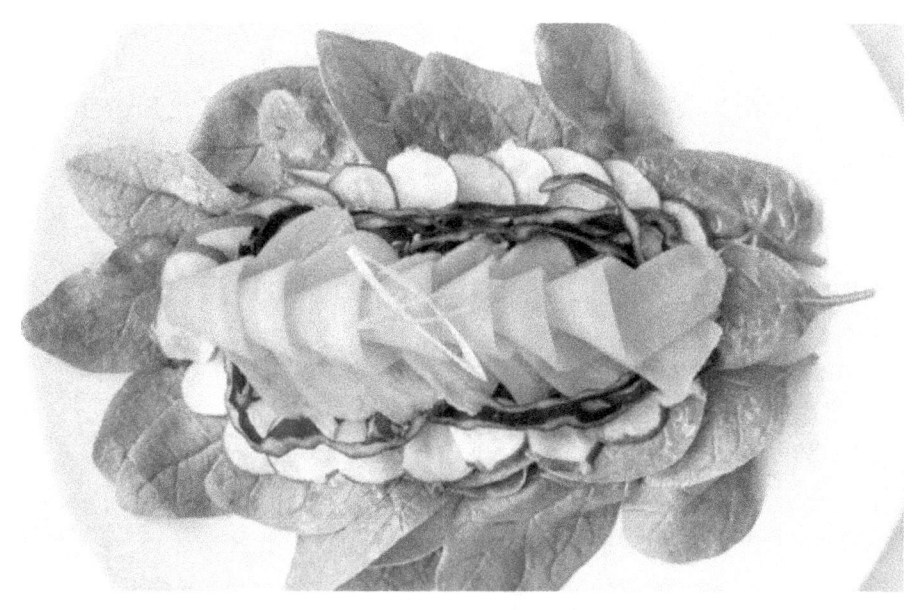

Potatisgrädde med örter

(Färdig på cirka 40 minuter | Serverar 4)

Per portion: Kalorier: 400; Fett: 9g; Kolhydrater: 68,7g; Proteiner: 13,4g

Ingredienser

2 matskedar olivolja

1 hackad lök

1 stjälk selleri hackad

4 stora potatisar, skalade och hackade

2 hackade vitlöksklyftor

1 tsk hackad färsk basilika

1 tsk hackad färsk persilja

1 tsk hackad färsk rosmarin

1 lager lager

1 tsk mald kryddpeppar

4 koppar grönsaksbuljong

Salta och nymalen svartpeppar efter smak.

2 msk hackad färsk gräslök

Adresser

Värm olivoljan på medelhög värme i en tjockbottnad gryta. När den är varm, fräs löken, sellerin och potatisen i cirka 5 minuter, rör om med jämna mellanrum.

Tillsätt vitlök, basilika, persilja, rosmarin, lagerblad och kryddpeppar och fortsätt fräsa i 1 minut eller tills det doftar.

Tillsätt nu grönsaksbuljongen, salt och svartpeppar och låt koka upp snabbt. Sänk omedelbart värmen till en sjud och låt koka i cirka 30 minuter.

Mosa soppan med en stavmixer tills den är slät och krämig.

Värm din soppa och servera den med färsk gräslök. Njut av!

Quinoa och avokadosallad

(Färdig på cirka 15 minuter + kylningstid | 4 portioner)

Per portion: Kalorier: 399; Fett: 24,3g; Kolhydrater: 38,5g; Proteiner: 8,4g

Ingredienser

1 dl quinoa, sköljd

1 hackad lök

1 tomat, tärnad

2 rostade paprikor, skurna i strimlor

2 msk hackad persilja

2 msk hackad basilika

1/4 kopp extra virgin olivolja

2 matskedar rödvinsvinäger

2 msk citronsaft

1/4 tsk cayennepeppar

Havssalt och nymalen svartpeppar, till smaksättning

1 avokado, skalad, urkärnad och skivad

1 msk rostade sesamfrön

Adresser

Häll vattnet och quinoan i en kastrull och låt koka upp. Sätt genast upp värmen till en sjud.

Låt puttra i cirka 13 minuter tills quinoan har absorberat allt vatten; Fluffa quinoan med en gaffel och låt svalna helt. Överför sedan quinoan till en salladsskål.

Tillsätt lök, tomat, rostad paprika, persilja och basilika i salladsskålen. I en annan liten skål, vispa ihop olivolja, vinäger, citronsaft, cayennepeppar, salt och svartpeppar.

Klä din sallad och blanda ihop väl. Toppa med avokadoskivor och garnera med rostade sesamfrön.

Njut av!

Tabbouleh sallad med tofu

(Färdig på cirka 20 minuter + kylningstid | 4 portioner)

Per portion: Kalorier: 379; Fett: 18,3g; Kolhydrater: 40,7g; Proteiner: 19,9g

Ingredienser

1 dl bulgurvete

2 San Marzano tomater, skivade

1 persisk gurka, tunt skivad

2 msk hackad basilika

2 msk hackad persilja

4 hackad gräslök

2 koppar ruccola

2 dl babyspenat, skuren i bitar

4 matskedar tahini

4 matskedar citronsaft

1 msk sojasås

1 tsk färsk vitlök, pressad

Havssalt och mald svartpeppar efter smak

12 uns rökt tofu, i tärningar

Adresser

Koka upp 2 dl vatten och bulgur i en kastrull. Sänk omedelbart värmen till en sjud och låt koka i cirka 20 minuter eller tills bulguren är mjuk och vattnet nästan absorberats. Fluffa med en gaffel och bred ut på en stor plåt för att svalna.

Ordna bulgur i en salladsskål följt av tomater, gurka, basilika, persilja, salladslök, ruccola och spenat.

I en liten tallrik, vispa ihop tahini, citronsaft, sojasås, vitlök, salt och svartpeppar. Klä salladen och blanda ihop.

Toppa din sallad med den rökta tofun och servera i rumstemperatur. Njut av!

Pasta trädgårdssallad

(Färdig på cirka 10 minuter + kylningstid | 4 portioner)

Per portion: Kalorier: 479; Fetter: 15g; Kolhydrater: 71,1g; Proteiner: 14,9g

Ingredienser

12 uns rotini pasta

1 liten lök, tunt skivad

1 dl körsbärstomater, halverade

1 paprika hackad

1 jalapenopeppar, finhackad

1 msk kapris, avrunnen

2 dl isbergssallad, skuren i bitar

2 msk hackad färsk persilja

2 msk hackad färsk koriander

2 msk hackad färsk basilika

1/4 kopp olivolja

2 msk äppelcidervinäger

1 tsk pressad vitlök

Kosher salt och mald svartpeppar, efter smak

2 msk näringsjäst

2 msk rostade och hackade pinjenötter

Adresser

Koka pasta enligt anvisningarna på förpackningen. Häll av och skölj pastan. Låt svalna helt och överför sedan till en salladsskål.

Lägg sedan till lök, tomater, paprika, kapris, sallad, persilja, koriander och basilika i salladsskålen.

Vispa ihop olivolja, vinäger, vitlök, salt, svartpeppar och näringsjäst. Klä din sallad och toppa med rostade pinjenötter. Njut av!

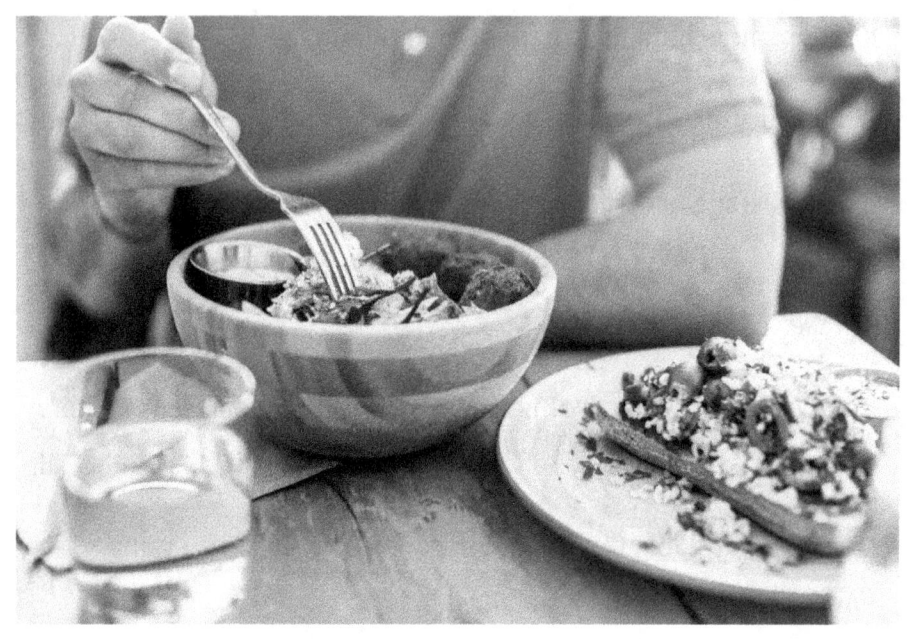

Traditionell ukrainsk borsjtj

(Färdig på cirka 40 minuter | Serverar 4)

Per portion: Kalorier: 367; Fett: 9,3 g; Kolhydrater: 62,7g; Proteiner: 12,1g

Ingredienser

2 matskedar sesamolja

1 hackad rödlök

2 morötter, putsade och skivade

2 stora rödbetor, skalade och skivade

2 stora potatisar, skalade och tärnade

4 koppar grönsaksbuljong

2 hackade vitlöksklyftor

1/2 tsk kumminfrön

1/2 tsk sellerifrön

1/2 tsk fänkålsfrön

1 pund rödkål, strimlad

1/2 tsk blandade pepparkorn, nyknäckta

Kosher salt, efter smak

2 lagerblad

2 matskedar vinäger

Adresser

Värm sesamolja på måttlig värme i en holländsk ugn. När den är varm, fräs löken tills den är mjuk och genomskinlig, cirka 6 minuter.

Tillsätt morötter, rödbetor och potatis och fortsätt att fräsa i ytterligare 10 minuter, tillsätt grönsaksbuljongen med jämna mellanrum.

Tillsätt sedan vitlök, kummin, sellerifrön, fänkålsfrön och fortsätt fräsa i ytterligare 30 sekunder.

Tillsätt kål, blandade pepparkorn, salt och lagerblad. Tillsätt resterande buljong och låt koka upp.

Sätt omedelbart upp värmen och fortsätt koka i ytterligare 20 till 23 minuter tills grönsakerna mjuknat.

Servera i individuella skålar och ringla vinäger över toppen.
Servera och njut!

Beluga linssallad

(Färdig på cirka 20 minuter + kylningstid | 4 portioner)

Per portion: Kalorier: 338; Fett: 16,3g; Kolhydrater: 37,2g; Protein: 13g

Ingredienser

1 dl belugalinser, sköljda

1 persisk gurka, skivad

1 stor tomat, skivad

1 hackad rödlök

1 paprika skivad

1/4 kopp hackad färsk basilika

1/4 kopp färsk italiensk persilja, hackad

2 uns gröna oliver, urkärnade och skivade

1/4 kopp olivolja

4 matskedar citronsaft

1 tsk deli senap

1/2 tsk finhackad vitlök

1/2 tsk krossade rödpepparflingor

Havssalt och mald svartpeppar efter smak

Adresser

Koka upp 3 dl vatten och 1 dl linser i en stor kastrull.

Koka omedelbart upp värmen och fortsätt att koka linserna i ytterligare 15 till 17 minuter eller tills de är mjuka men inte mosiga. Häll av och låt svalna helt.

Överför linserna till en salladsskål; tillsätt gurka, tomater, lök, paprika, basilika, persilja och oliver.

I en liten skål, vispa ihop olivolja, citronsaft, senap, vitlök, rödpeppar, salt och svartpeppar.

Klä sallad, blanda ihop och servera kyld. Njut av!

Indisk stil Naan sallad

(Färdig på cirka 10 minuter | 3 portioner)

Per portion: Kalorier: 328; Fett: 17,3 g; Kolhydrater: 36,6g; Proteiner: 6,9 g

Ingredienser

3 matskedar sesamolja

1 tsk ingefära, skalad och finhackad

1/2 tsk spiskummin

1/2 tsk senapsfrön

1/2 tsk blandade pepparkorn

1 msk curryblad

3 naanbröd, delade i små bitar

1 schalottenlök hackad

2 hackade tomater

Himalayasalt efter smak

1 msk sojasås

Adresser

Värm 2 matskedar av sesamoljan i en nonstick-panna på måttlig hög värme.

Fräs ingefära, spiskummin, senapsfrön, blandade pepparkorn och curryblad i 1 minut eller så tills de doftar.

Tillsätt naan-bröden och fortsätt tillagan, rör om med jämna mellanrum, tills de är gyllenbruna och väl täckta med kryddorna.

Lägg schalottenlöken och tomaterna i en salladsskål; blanda med saltet, sojasåsen och den återstående matskeden sesamolja.

Lägg det rostade brödet ovanpå din sallad och servera i rumstemperatur. Njut av!

Grillad pepparsallad i grekisk stil

(Färdig på cirka 10 minuter | 2 portioner)

Per portion: Kalorier: 185; Fett: 11,5 g; Kolhydrater: 20,6g; Protein: 3,7g

Ingredienser

2 röda paprikor

2 gula paprikor

2 vitlöksklyftor, pressade

4 teskedar extra virgin olivolja

1 msk kapris, sköljd och avrunnen

2 matskedar rödvinsvinäger

Havssalt och mald peppar, efter smak

1 tsk färsk dill, hackad

1 tsk hackad färsk oregano

1/4 kopp Kalamata oliver, urkärnade och skivade

Adresser

Rosta paprikan på en bakplåtspappersklädd plåt i cirka 10 minuter, rotera pannan halvvägs genom tillagningstiden, tills de är förkolnade på alla sidor.

Täck sedan paprikorna med ångande plastfolie. Kassera skalet, fröna och kärnorna.

Skär paprikan i strimlor och lägg dem i en salladsskål. Tillsätt de återstående ingredienserna och rör om så att det blandas väl.

Ställ i kylen tills den ska serveras. Njut av!

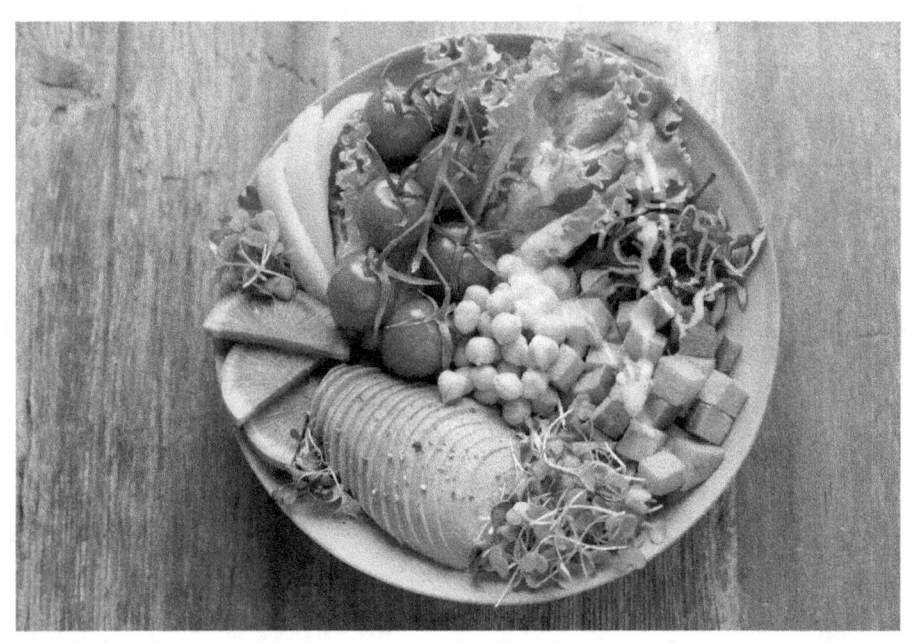

Bön- och potatissoppa

(Färdig på cirka 30 minuter | Serverar 4)

Per portion: Kalorier: 266; Fett: 7,7 g; Kolhydrater: 41,3g; Proteiner: 9,3g

Ingredienser

2 matskedar olivolja

1 hackad lök

1 pund potatis, skalad och tärnad

1 medelstor selleristjälk, hackad

2 hackade vitlöksklyftor

1 tsk paprika

4 koppar vatten

2 msk vegansk buljongpulver

16 uns konserverade kidneybönor, avrunna

2 koppar babyspenat

Havssalt och mald svartpeppar efter smak

Adresser

Värm oliven på medelhög värme i en tjockbottnad gryta. Fräs nu löken, potatisen och sellerin i cirka 5 minuter eller tills löken är genomskinlig och mjuk.

Tillsätt vitlöken och fortsätt fräsa i 1 minut eller tills den är aromatisk.

Tillsätt sedan paprikan, vattnet och det veganska buljongpulvret och låt koka upp. Sänk omedelbart värmen till en sjud och låt koka i 15 minuter.

Lägg till marinblå bönor och spenat; fortsätt sjuda i ca 5 minuter tills allt är genomvärmt. Krydda med salt och svartpeppar efter smak.

Servera i individuella skålar och servera varma. Njut av!

Vinterquinoasallad med pickles

(Färdig på cirka 20 minuter + kylningstid | 4 portioner)

Per portion: Kalorier: 346; Fett: 16,7 g; Kolhydrater: 42,6g; Proteiner: 9,3g

Ingredienser

1 kopp quinoa

4 vitlöksklyftor, hackade

2 inlagda gurkor, hackade

10 uns konserverad röd paprika, hackad

1/2 kopp gröna oliver, urkärnade och skivade

2 koppar collard greeners, strimlad

2 dl isbergssallad, skuren i bitar

4 inlagda chili, hackade

4 matskedar olivolja

1 msk citronsaft

1 tsk citronskal

1/2 tsk torkad mejram

Havssalt och mald svartpeppar efter smak

1/4 dl färsk gräslök, grovt hackad

Adresser

Häll två koppar vatten och quinoan i en kastrull och låt koka upp. Sätt genast upp värmen till en sjud.

Låt puttra i cirka 13 minuter tills quinoan har absorberat allt vatten; Fluffa quinoan med en gaffel och låt svalna helt. Överför sedan quinoan till en salladsskål.

Tillsätt vitlök, inlagd gurka, paprika, oliver, kål, sallad och inlagd chili i salladsskålen och blanda ihop.

I en liten skål gör du dressingen genom att vispa ihop resterande ingredienser. Klä salladen, blanda ihop väl och servera omedelbart. Njut av!

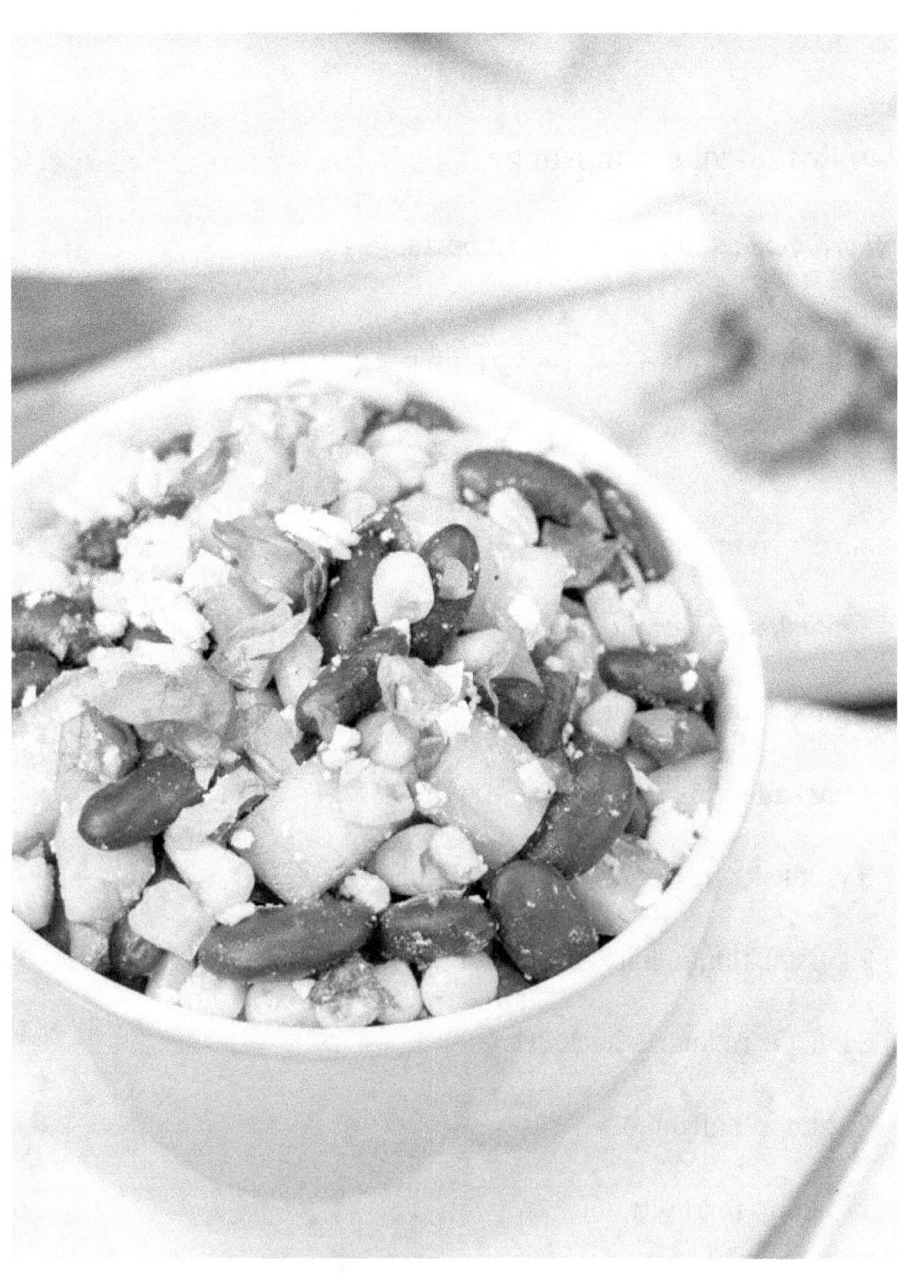

Rostad vildsvampsoppa

(Färdig på cirka 55 minuter | 3 portioner)

Per portion: Kalorier: 313; Fett: 23,5g; Kolhydrater: 14,5g; Proteiner: 14,5g

Ingredienser

3 matskedar sesamolja

1 pund blandade vilda svampar, skivade

1 hackad vitlök

3 vitlöksklyftor, hackade och delade

2 kvistar timjan hackad

2 kvistar rosmarin hackad

1/4 kopp linfrömjöl

1/4 kopp torrt vitt vin

3 koppar grönsaksbuljong

1/2 tsk röda chiliflakes

Vitlökssalt och nymalen svartpeppar, till smaksättning

Adresser

Börja med att förvärma ugnen till 395 grader F.

Ordna svampen i ett enda lager på en bakplåtspappersklädd plåt. Ringla svamp med 1 msk sesamolja.

Rosta svampen i den förvärmda ugnen i cirka 25 minuter eller tills de är mjuka.

Värm de återstående 2 msk sesamolja i en kastrull på medelvärme. Fräs sedan löken i cirka 3 minuter eller tills den är mjuk och genomskinlig.

Tillsätt sedan vitlök, timjan och rosmarin och fortsätt fräsa i 1 minut eller så tills det är aromatiskt. Strö linfrömjöl över allt.

Tillsätt de återstående ingredienserna och fortsätt att sjuda i ytterligare 10 till 15 minuter eller tills allt är genomstekt.

Tillsätt den rostade svampen och fortsätt att sjuda i ytterligare 12 minuter. Servera i soppskålar och servera varma. Njut av!

Gröna bönsoppa i medelhavsstil

(Färdig på cirka 25 minuter | 5 portioner)

Per portion: Kalorier: 313; Fett: 23,5g; Kolhydrater: 14,5g; Proteiner: 14,5g

Ingredienser

2 matskedar olivolja

1 hackad lök

1 selleri med blad, hackad

1 hackad morot

2 hackade vitlöksklyftor

1 zucchini hackad

5 koppar grönsaksbuljong

1 ¼ pund haricots verts, putsade och skurna i små bitar

2 medelstora tomater, mosade

Havssalt och nymalen svartpeppar efter smak

1/2 tsk cayennepeppar

1 tsk oregano

1/2 tsk torkad dill

1/2 kopp Kalamata oliver, urkärnade och skivade

Adresser

Värm oliven på medelhög värme i en tjockbottnad gryta. Fräs nu lök, selleri och morot i cirka 4 minuter eller tills grönsakerna är mjuka.

Tillsätt vitlöken och zucchinin och fortsätt fräsa i 1 minut eller tills det doftar.

Tillsätt sedan grönsaksbuljongen, haricots verts, tomater, salt, svartpeppar, cayennepeppar, oregano och torkad dill; koka upp. Sänk omedelbart värmen till en sjud och låt koka i cirka 15 minuter.

Servera i individuella skålar och servera med skivade oliver. Njut av!

Morotskräm

(Färdig på cirka 30 minuter | Serverar 4)

Per portion: Kalorier: 333; Fett: 23g; Kolhydrater: 26g; Proteiner: 8,5g

Ingredienser

2 matskedar sesamolja

1 hackad lök

1 ½ pund morötter, putsade och hackade

1 hackad palsternacka

2 hackade vitlöksklyftor

1/2 tsk currypulver

Havssalt och cayennepeppar efter smak

4 koppar grönsaksbuljong

1 kopp hel kokosmjölk

Adresser

Värm sesamoljan på medelhög värme i en tjockbottnad gryta. Stek nu löken, morötterna och palsternackan i cirka 5 minuter, rör om med jämna mellanrum.

Tillsätt vitlöken och fortsätt fräsa i 1 minut eller tills den doftar.

Tillsätt sedan curry, salt, cayennepeppar och grönsaksbuljong; koka upp snabbt. Sänk omedelbart värmen till en sjud och låt koka i 18 till 20 minuter.

Mosa soppan med en stavmixer tills den är slät och krämig.

Häll tillbaka den purerade blandningen i grytan. Tillsätt kokosmjölken och fortsätt att sjuda tills den är genomvärmd eller ca 5 minuter till.

Häll upp i fyra skålar och servera varma. Njut av!

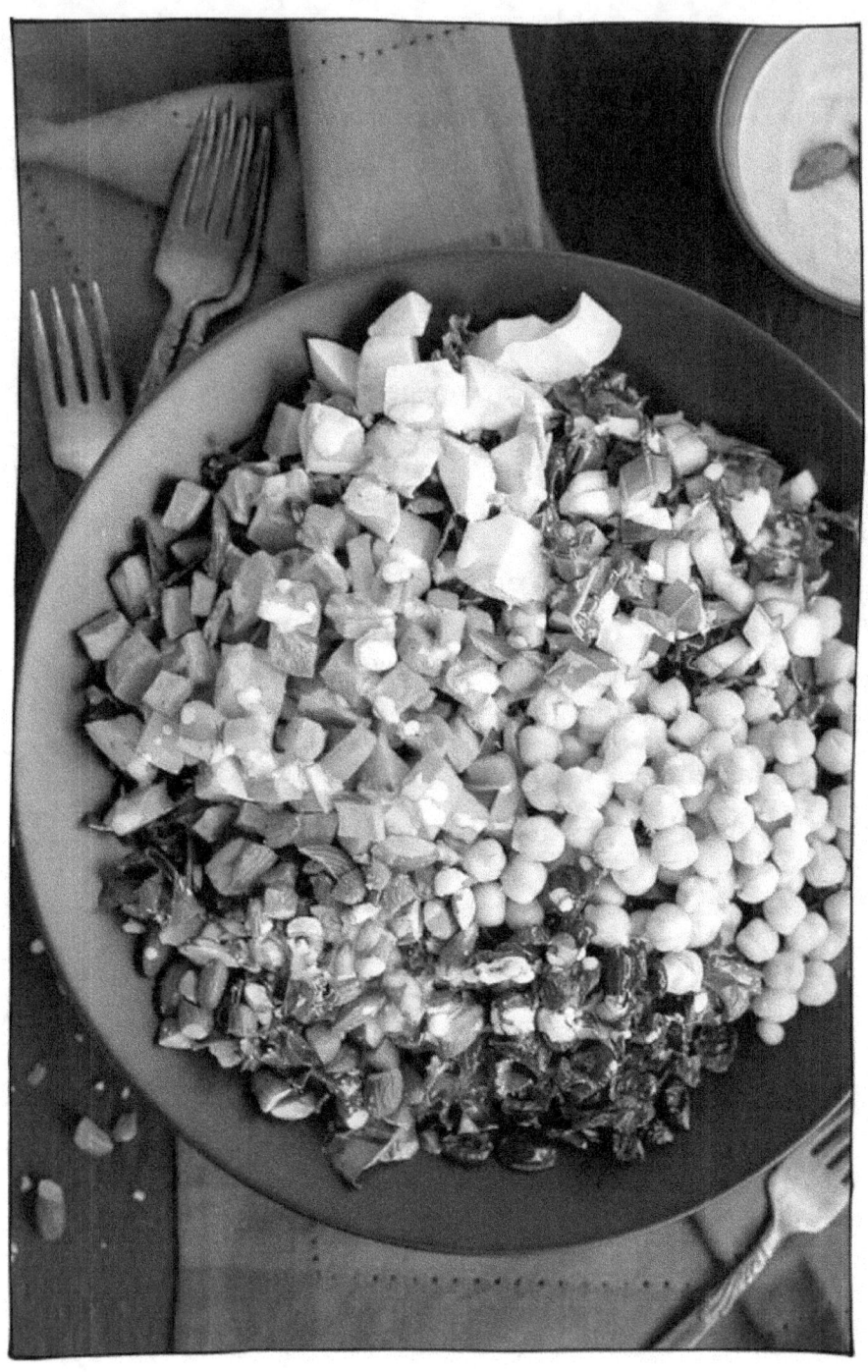

Nonna italiensk pizzasallad

(Färdig på cirka 15 minuter + kylningstid | 4 portioner)

Per portion: Kalorier: 595; Fett: 17,2g; Kolhydrater: 93g; Protein: 16g

Ingredienser

1 pund makaroner

1 kopp marinerad svamp, skivad

1 kopp druvtomater, halverade

4 msk hackad gräslök

1 tsk finhackad vitlök

1 italiensk paprika, skivad

1/4 kopp extra virgin olivolja

1/4 kopp balsamvinäger

1 tsk torkad oregano

1 tsk torkad basilika

1/2 tsk torkad rosmarin

Havssalt och cayennepeppar efter smak

1/2 kopp svarta oliver, skivade

Adresser

Koka pasta enligt anvisningarna på förpackningen. Häll av och skölj pastan. Låt svalna helt och överför sedan till en salladsskål.

Tillsätt sedan de återstående ingredienserna och blanda tills makaronerna är väl belagda.

Smaka av och justera kryddor; ställ pizzasalladen i kylen tills den ska användas. Njut av!

Krämig gyllene grönsakssoppa

(Färdig på cirka 45 minuter | Serverar 4)

Per portion: Kalorier: 550; Fett: 27,2g; Kolhydrater: 70,4g; Proteiner: 13,2g

Ingredienser

2 msk avokadoolja

1 hackad gul lök

2 Yukon Gold-potatisar, skalade och tärnade

2 pund pumpa, skalad, kärnad och tärnad

1 palsternacka, skuren och skivad

1 tsk ingefära-vitlökspasta

1 tesked gurkmejapulver

1 tsk fänkålsfrön

1/2 tsk chilipulver

1/2 tsk pumpapajkrydda

Kosher salt och mald svartpeppar, efter smak

3 koppar grönsaksbuljong

1 kopp hel kokosmjölk

2 matskedar kärnor

Adresser

Värm oljan på medelhög värme i en tjockbottnad gryta. Fräs nu löken, potatisen, butternutsquashen och palsternackan i cirka 10 minuter, rör om med jämna mellanrum för att säkerställa jämn tillagning.

Tillsätt ingefära-vitlökspastan och fortsätt fräsa i 1 minut eller tills den är aromatisk.

Tillsätt sedan gurkmejapulvret, fänkålsfrön, chilipulver, pumpapajkrydda, salt, svartpeppar och grönsaksbuljong; koka upp. Sänk omedelbart värmen till en sjud och låt koka i cirka 25 minuter.

Mosa soppan med en stavmixer tills den är slät och krämig.

Häll tillbaka den purerade blandningen i grytan. Tillsätt kokosmjölken och fortsätt att sjuda tills den är genomvärmd eller ca 5 minuter till.

Servera i individuella skålar och servera garnerad med pepitas. Njut av!

Traditionell indisk Rajma Dal

(Färdig på cirka 20 minuter | 4 portioner)

Per portion: Kalorier: 269; Fett: 15,2g; Kolhydrater: 22,9g; Protein: 7,2g

Ingredienser

3 matskedar sesamolja

1 tsk finhackad ingefära

1 tsk spiskummin

1 tsk korianderfrön

1 stor lök hackad

1 stjälk selleri hackad

1 tsk finhackad vitlök

1 kopp tomatsås

1 tsk garam masala

1/2 tsk currypulver

1 liten kanelstång

1 grön chili, kärnad och hackad

2 koppar konserverade kidneybönor, avrunna

2 koppar grönsaksbuljong

Kosher salt och mald svartpeppar, efter smak

Adresser

Värm sesamoljan på medelhög värme i en kastrull; sautera nu ingefära, spiskummin och korianderfrön tills de doftar eller cirka 30 sekunder eller så.

Tillsätt lök och selleri och fortsätt fräsa i ytterligare 3 minuter tills det mjuknat.

Tillsätt vitlöken och fortsätt fräsa i 1 minut till.

Rör ner resten av ingredienserna i kastrullen och låt koka upp värmen. Fortsätt koka i 10 till 12 minuter eller tills den är helt genomstekt. Servera varmt och njut!

sallad med röda bönor

(Färdig på cirka 1 timme + kylningstid | 6 serveringar)

Per portion: Kalorier: 443; Fett: 19,2g; Kolhydrater: 52,2g; Proteiner: 18,1g

Ingredienser

3/4 pund kidneybönor, blötlagda över natten

2 paprika, hackad

1 morot, skivad och riven

3 uns frysta eller konserverade majskärnor, avrunna

3 rågade matskedar hackad gräslök

2 hackade vitlöksklyftor

1 röd chili, skivad

1/2 kopp extra virgin olivolja

2 msk äppelcidervinäger

2 matskedar färsk citronsaft

Havssalt och mald svartpeppar efter smak

2 msk hackad färsk koriander

2 msk hackad färsk persilja

2 msk hackad färsk basilika

Adresser

Täck de blötlagda bönorna med ett nytt kallt vatten och låt koka upp. Låt det koka i ca 10 minuter. Sänk värmen till låg och fortsätt koka i 50 till 55 minuter eller tills de är mjuka.

Låt bönorna svalna helt och överför sedan till en salladsskål.

Tillsätt de återstående ingredienserna och rör om så att det blandas väl. Njut av!

Anasazi bön- och grönsaksgryta

(Färdig på cirka 1 timme | 3 portioner)

Per portion: Kalorier: 444; Fett: 15,8g; Kolhydrater: 58,2g; Proteiner: 20,2g

Ingredienser

1 kopp Anasazibönor, blötlagda över natten och avrunna

3 koppar rostad grönsaksbuljong

1 lager lager

1 kvist timjan, hackad

1 kvist hackad rosmarin

3 matskedar olivolja

1 stor lök hackad

2 stjälkar selleri hackad

2 hackade morötter

2 paprikor, kärnade och hackade

1 grön chilipeppar, kärnad och hackad

2 hackade vitlöksklyftor

Havssalt och mald svartpeppar efter smak

1 tsk cayennepeppar

1 tsk paprika

Adresser

Koka upp Anasazi-bönorna och buljongen i en kastrull. När det kokar, sänk värmen till en sjud. Tillsätt lagerblad, timjan och rosmarin; låt det koka i ca 50 minuter eller tills det är mjukt.

Värm under tiden olivoljan i en tjockbottnad kastrull på medelhög värme. Stek nu lök, selleri, morötter och paprika i cirka 4 minuter tills de är mjuka.

Tillsätt vitlöken och fortsätt fräsa i ytterligare 30 sekunder eller tills den är aromatisk.

Tillsätt wokblandningen till de kokta bönorna. Krydda med salt, svartpeppar, cayennepeppar och paprika.

Fortsätt att koka på låg värme, rör om med jämna mellanrum, i 10 minuter till eller tills allt är genomstekt. Njut av!

Lätt och rejäl Shakshuka

(Färdig på cirka 50 minuter | Serverar 4)

Per portion: Kalorier: 324; Fett: 11,2g; Kolhydrater: 42,2g; Proteiner: 15,8g

Ingredienser

2 matskedar olivolja

1 hackad lök

2 paprika, hackad

1 poblano chile, hackad

2 hackade vitlöksklyftor

2 tomater, mosade

Havssalt och svartpeppar, efter smak.

1 tsk torkad basilika

1 tsk röd paprikaflingor

1 tsk paprika

2 lagerblad

1 dl kikärter, blötlagda över natten, sköljda och avrunna

3 koppar grönsaksbuljong

2 matskedar färsk koriander, hackad

Adresser

Hetta upp olivoljan i en kastrull på medelvärme. När det är varmt, koka löken, paprikan och vitlöken i cirka 4 minuter, tills de är mjuka och aromatiska.

Tillsätt tomaterna tomatpuré, havssalt, svartpeppar, basilika, röd paprika, paprika och lagerblad.

Koka upp värmen och tillsätt kikärtorna och grönsaksbuljongen. Koka i 45 minuter eller tills de är mjuka.

Smaka av och justera kryddor. Häll upp din shakshuka i individuella skålar och servera garnerad med färsk koriander. Njut av!

gammaldags chili

(Färdig på cirka 1 timme 30 minuter | 4 serveringar)

Per portion: Kalorier: 514; Fett: 16,4g; Kolhydrater: 72g; Proteiner: 25,8g

Ingredienser

3/4 pund kidneybönor, blötlagda över natten

2 matskedar olivolja

1 hackad lök

2 paprika, hackad

1 hackad röd chili

2 revbenselleri, hackade

2 hackade vitlöksklyftor

2 lagerblad

1 tsk malen spiskummin

1 tsk hackad timjan

1 tsk svartpepparkorn

20 uns krossade tomater

2 koppar grönsaksbuljong

1 tsk rökt paprika

havssalt, efter smak

2 msk hackad färsk koriander

1 avokado, urkärnad, skalad och skivad

Adresser

Täck de blötlagda bönorna med ett nytt kallt vatten och låt koka upp. Låt det koka i ca 10 minuter. Sänk värmen till låg och fortsätt koka i 50 till 55 minuter eller tills de är mjuka.

Värm olivoljan på medelvärme i en tjockbottnad gryta. När den är varm, fräs löken, paprikan och sellerin.

Fräs vitlök, lagerblad, mald spiskummin, timjan och svartpeppar i cirka 1 minut.

Tillsätt tärnade tomater, grönsaksbuljong, paprika, salt och kokta bönor. Låt sjuda, rör om med jämna mellanrum, i 25 till 30 minuter eller tills det är genomstekt.

Servera garnerad med färsk koriander och avokado. Njut av!

Lätt röd linssallad

(Färdig på cirka 20 minuter + kylningstid | 3 portioner)

Per portion: Kalorier: 295; Fett: 18,8g; Kolhydrater: 25,2g; Proteiner: 8,5g

Ingredienser

1/2 dl röda linser, blötlagda över natten och avrunna

1½ koppar vatten

1 kvist rosmarin

1 lagerblad

1 kopp druvtomater, halverade

1 gurka, tunt skivad

1 paprika, tunt skivad

1 finhackad vitlöksklyfta

1 lök, tunt skivad

2 msk färsk limejuice

4 matskedar olivolja

Havssalt och mald svartpeppar efter smak

Adresser

Tillsätt röda linser, vatten, rosmarin och lagerblad i en kastrull och låt koka upp på hög värme. Sänk sedan värmen till en sjud och fortsätt koka i 20 minuter eller tills den är mjuk.

Lägg linserna i en salladsskål och låt dem svalna helt.

Tillsätt de återstående ingredienserna och rör om så att det blandas väl. Servera i rumstemperatur eller kall.

Njut av!

Kikärtssallad i medelhavsstil

(Färdig på cirka 40 minuter + kylningstid | 4 portioner)

Per portion: Kalorier: 468; Fett: 12,5g; Kolhydrater: 73g; Proteiner: 21,8g

Ingredienser

2 dl kikärter, blötlagda över natten och avrunna

1 persisk gurka, skivad

1 dl körsbärstomater, halverade

1 röd paprika, kärnad och skivad

1 grön paprika, kärnad och skivad

1 tsk deli senap

1 tsk korianderfrön

1 tsk jalapenopeppar, finhackad

1 msk färsk citronsaft

1 msk balsamvinäger

1/4 kopp extra virgin olivolja

Havssalt och mald svartpeppar efter smak

2 msk hackad färsk koriander

2 matskedar Kalamata oliver, urkärnade och skivade

Adresser

Lägg kikärtorna i en gryta; täck kikärter med vatten med 2 tum. Låt det koka.

Sätt omedelbart upp värmen och fortsätt koka i cirka 40 minuter eller tills de är mjuka.

Överför dina kikärter till en salladsskål. Tillsätt de återstående ingredienserna och rör om så att det blandas väl. Njut av!

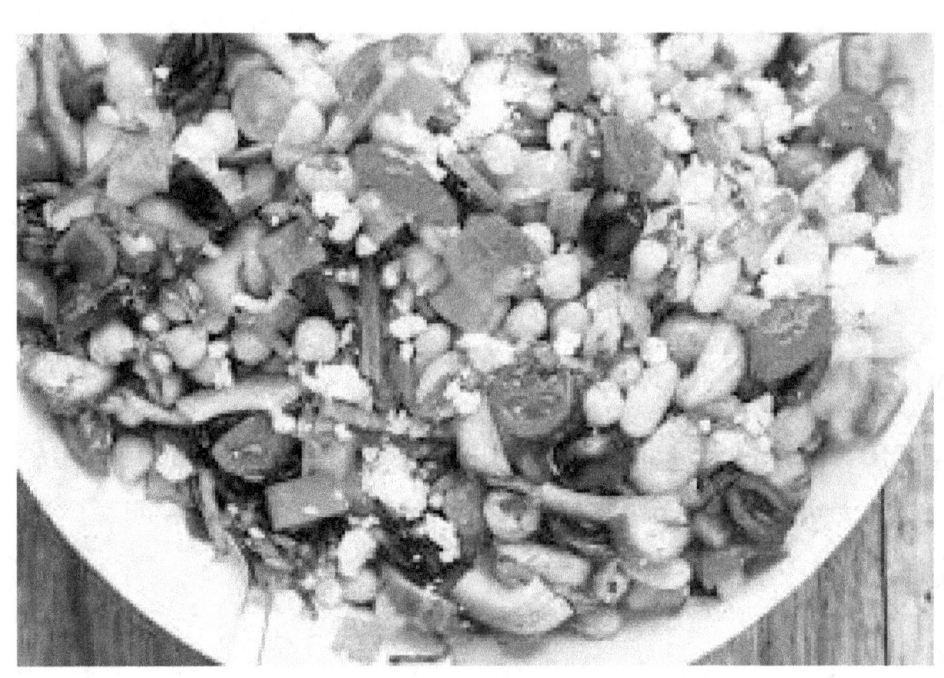

Traditionell toskansk böngryta (Ribollita)

(Färdig på cirka 25 minuter | 5 portioner)

Per portion: Kalorier: 388; Fett: 10,3g; Kolhydrater: 57,3g; Proteiner: 19,5g

Ingredienser

3 matskedar olivolja

1 medelstor purjolök hackad

1 selleri med blad, hackad

1 zucchini, tärnad

1 italiensk paprika, skivad

3 vitlöksklyftor, krossade

2 lagerblad

Kosher salt och mald svartpeppar, efter smak

1 tsk cayennepeppar

1 (28-ounce) burk tomater, krossade

2 koppar grönsaksbuljong

2 (15-ounce) burkar Great Northern beans, avrunna

2 dl Lacinato grönkål, skuren i bitar

1 kopp crostini

Adresser

Värm olivoljan på medelvärme i en tjockbottnad gryta. När den är varm, fräs purjolök, selleri, zucchini och paprika i cirka 4 minuter.

Fräs vitlök och lagerblad i ca 1 minut.

Tillsätt kryddor, tomater, buljong och konserverade bönor. Låt puttra, rör om då och då, i cirka 15 minuter eller tills det är genomstekt.

Tillsätt Lacinato-grönkålen och fortsätt att koka på låg värme, rör om då och då, i 4 minuter.

Servera garnerad med crostini. Njut av!

Blanda grönsaker och belugalinser

(Färdig på cirka 25 minuter | 5 portioner)

Per portion: Kalorier: 382; Fett: 9,3 g; Kolhydrater: 59g; Proteiner: 17,2g

Ingredienser

3 matskedar olivolja

1 hackad lök

2 paprikor, kärnade och hackade

1 morot, skivad och hackad

1 palsternacka, skivad och hackad

1 tsk finhackad ingefära

2 hackade vitlöksklyftor

Havssalt och mald svartpeppar efter smak

1 stor zucchini, tärnad

1 kopp tomatsås

1 dl grönsaksbuljong

1 ½ dl belugalinser, blötlagda över natten och avrunna

2 koppar mangold

Adresser

Värm olivoljan i en holländsk ugn tills den fräser. Fräs nu löken, paprikan, moroten och palsternackan tills den är mjuk.

Tillsätt ingefära och vitlök och fortsätt fräsa i ytterligare 30 sekunder.

Tillsätt nu salt, svartpeppar, zucchini, tomatsås, grönsaksbuljong och linser; låt det puttra i ca 20 minuter tills allt är genomstekt.

Lägg till mangold; täck och låt sjuda i 5 minuter till. Njut av!

Mexikanska kikärtstacoskålar

(Färdig på cirka 15 minuter | Serverar 4)

Per portion: Kalorier: 409; Fett: 13,5g; Kolhydrater: 61,3g; Proteiner: 13,8g

Ingredienser

2 matskedar sesamolja

1 hackad rödlök

1 habanero chile, hackad

2 pressade vitlöksklyftor

2 paprikor, kärnade och tärnade

Havssalt och malen svartpeppar

1/2 tesked mexikansk oregano

1 tsk malen spiskummin

2 mogna tomater, mosade

1 tsk farinsocker

16 uns konserverade kikärter, avrunna

4 mjöltortillas (8-tum)

2 matskedar färsk koriander, hackad

Adresser

Värm sesamoljan på måttligt hög värme i en stor stekpanna. Fräs sedan löken i 2 till 3 minuter eller tills den är mjuk.

Tillsätt paprika och vitlök och fortsätt fräsa i 1 minut eller tills det doftar.

Tillsätt kryddor, tomater och farinsocker och låt koka upp. Sätt omedelbart upp värmen till att sjuda, tillsätt de konserverade kikärtorna och koka i ytterligare 8 minuter eller tills de är genomvärmda.

Rosta dina tortillas och arrangera dem med den förberedda kikärtsblandningen.

Toppa med färsk koriander och servera genast. Njut av!

Indiska Dal Makhani

(Färdig på cirka 20 minuter | 6 portioner)

Per portion: Kalorier: 329; Fett: 8,5 g; Kolhydrater: 44,1g; Proteiner: 16,8g

Ingredienser

3 matskedar sesamolja

1 stor lök hackad

1 paprika, kärnad och hackad

2 hackade vitlöksklyftor

1 msk riven ingefära

2 gröna chili, kärnade och hackade

1 tsk spiskummin

1 lager lager

1 tesked gurkmejapulver

1/4 tsk röd paprika

1/4 tsk mald kryddpeppar

1/2 tsk garam masala

1 kopp tomatsås

4 koppar grönsaksbuljong

1 ½ dl svarta linser, blötlagda över natten och avrunna

4-5 curryblad, till garnering h

Adresser

Värm sesamoljan på medelhög värme i en kastrull; Fräs nu löken och paprikan i ytterligare 3 minuter tills de mjuknar.

Tillsätt vitlök, ingefära, grön chili, spiskummin och lagerblad; fortsätt att sautera, rör om ofta, i 1 minut eller tills det doftar.

Tillsätt övriga ingredienser förutom currybladen. Låt nu koka upp värmen. Fortsätt koka i 15 minuter till eller tills den är helt genomstekt.

Garnera med curryblad och servera varma!

Bönskål i mexikansk stil

(Färdig på cirka 1 timme + kylningstid | 6 serveringar)

Per portion: Kalorier: 465; Fett: 17,9 g; Kolhydrater: 60,4g; Proteiner: 20,2g

Ingredienser

1 pund kidneybönor, blötlagda över natten och avrunna

1 kopp konserverade majskärnor, avrunna

2 rostade paprikor, skivade

1 chilipeppar, finhackad

1 dl körsbärstomater, halverade

1 hackad rödlök

1/4 kopp färsk koriander, hackad

1/4 kopp hackad färsk persilja

1 tesked mexikansk oregano

1/4 kopp rödvinsvinäger

2 matskedar färsk citronsaft

1/3 kopp extra virgin olivolja

Malet svart och havssalt efter smak

1 avokado, skalad, urkärnad och skivad

Adresser

Täck de blötlagda bönorna med ett nytt kallt vatten och låt koka upp. Låt det koka i ca 10 minuter. Sänk värmen till låg och fortsätt koka i 50 till 55 minuter eller tills de är mjuka.

Låt bönorna svalna helt och överför sedan till en salladsskål.

Tillsätt de återstående ingredienserna och rör om så att det blandas väl. Servera i rumstemperatur.

Njut av!

Klassisk italiensk Minestrone

(Färdig på cirka 30 minuter | 5 portioner)

Per portion: Kalorier: 305; Fett: 8,6 g; Kolhydrater: 45,1g; Proteiner: 14,2g

Ingredienser

2 matskedar olivolja

1 stor lök, tärnad

2 skivade morötter

4 vitlöksklyftor, hackade

1 kopp armbågspasta

5 koppar grönsaksbuljong

1 (15-ounce) burk marinblå bönor, avrunna

1 stor zucchini, tärnad

1 (28-ounce) burk tomater, krossade

1 msk färska oreganoblad, hackade

1 msk hackade färska basilikablad

1 msk färsk italiensk persilja, hackad

Adresser

Värm olivoljan i en holländsk ugn tills den fräser. Fräs nu löken och morötterna tills de är mjuka.

Tillsätt vitlök, okokt pasta och buljong; låt det puttra i ca 15 minuter.

Tillsätt bönor, zucchini, tomater och örter. Fortsätt koka under lock i cirka 10 minuter tills allt är genomstekt.

Garnera med några extra örter, om så önskas. Njut av!

Grön linsgryta med collard greener

(Färdig på cirka 30 minuter | 5 portioner)

Per portion: Kalorier: 415; Fett: 6,6 g; Kolhydrater: 71g; Proteiner: 18,4g

Ingredienser

2 matskedar olivolja

1 hackad lök

2 sötpotatisar, skalade och tärnade

1 paprika hackad

2 hackade morötter

1 hackad palsternacka

1 st selleri hackad

2 vitlöksklyftor

1 ½ dl gröna linser

1 msk italiensk örtblandning

1 kopp tomatsås

5 koppar grönsaksbuljong

1 kopp fryst majs

1 dl collard greener, skuren i bitar

Adresser

Värm olivoljan i en holländsk ugn tills den fräser. Fräs nu löken, sötpotatisen, paprikan, morötterna, palsternackan och sellerin tills de är mjuka.

Tillsätt vitlöken och fortsätt fräsa i ytterligare 30 sekunder.

Tillsätt nu de gröna linserna, den italienska örtblandningen, tomatsåsen och grönsaksbuljongen; låt det puttra i ca 20 minuter tills allt är genomstekt.

Tillsätt fryst majs och grönkål; täck och låt sjuda i 5 minuter till. Njut av!

Kikärts grönsaksblandning

(Färdig på cirka 30 minuter | Serverar 4)

Per portion: Kalorier: 369; Fett: 18,1 g; Kolhydrater: 43,5g; Proteiner: 13,2g

Ingredienser

2 matskedar olivolja

1 finhackad lök

1 paprika hackad

1 fänkålslök, hackad

3 vitlöksklyftor, hackade

2 mogna tomater, mosade

2 msk hackad färsk persilja

2 msk färsk basilika, hackad

2 matskedar färsk koriander, hackad

2 koppar grönsaksbuljong

14 uns konserverade kikärter, avrunna

Kosher salt och mald svartpeppar, efter smak

1/2 tsk cayennepeppar

1 tsk paprika

1 avokado, skalad och skivad

Adresser

Värm olivoljan på medelvärme i en tjockbottnad gryta. När den är varm, fräs löken, paprikan och fänkålslöken i cirka 4 minuter.

Fräs vitlöken i cirka 1 minut eller tills den är aromatisk.

Tillsätt tomater, färska örter, buljong, kikärter, salt, svartpeppar, cayennepeppar och paprika. Låt det puttra, rör om då och då, i cirka 20 minuter eller tills det är genomstekt.

Smaka av och justera kryddor. Servera garnerad med de färska avokadoskivorna. Njut av!

Kryddig bönsås

(Färdig på cirka 30 minuter | Serverar 10)

Per portion: Kalorier: 175; Fett: 4,7 g; Kolhydrater: 24,9 g; Proteiner: 8,8g

Ingredienser

2 (15-ounce) burkar Great Northern beans, avrunna

2 matskedar olivolja

2 msk Srirachasås

2 msk näringsjäst

4 uns vegansk färskost

1/2 tsk paprika

1/2 tsk cayennepeppar

1/2 tsk malen spiskummin

Havssalt och mald svartpeppar efter smak

4 uns tortillachips

Adresser

Börja med att förvärma ugnen till 360 grader F.

Mixa alla ingredienser, utom tortillachips, i din matberedare tills önskad konsistens uppnås.

Grädda din sås i den förvärmda ugnen i cirka 25 minuter eller tills den är varm.

Servera med tortillachips och njut!

Sojabönsallad i kinesisk stil

(Färdig på cirka 10 minuter | Serverar 4)

Per portion: Kalorier: 265; Fett: 13,7 g; Kolhydrater: 21g; Protein: 18g

Ingredienser

1 burk (15 ounces) sojabönor, avrunna

1 kopp ruccola

1 dl babyspenat

1 dl grönkål, strimlad

1 lök, tunt skivad

1/2 tsk finhackad vitlök

1 tsk finhackad ingefära

1/2 tsk deli senap

2 matskedar sojasås

1 msk risvinäger

1 msk limejuice

2 matskedar tahini

1 tsk agavesirap

Adresser

I en salladsskål, placera sojabönor, ruccola, spenat, kål och lök; rör om för att kombinera.

I en liten blandningsform, vispa ihop de återstående ingredienserna till dressingen.

Klä din sallad och servera genast. Njut av!

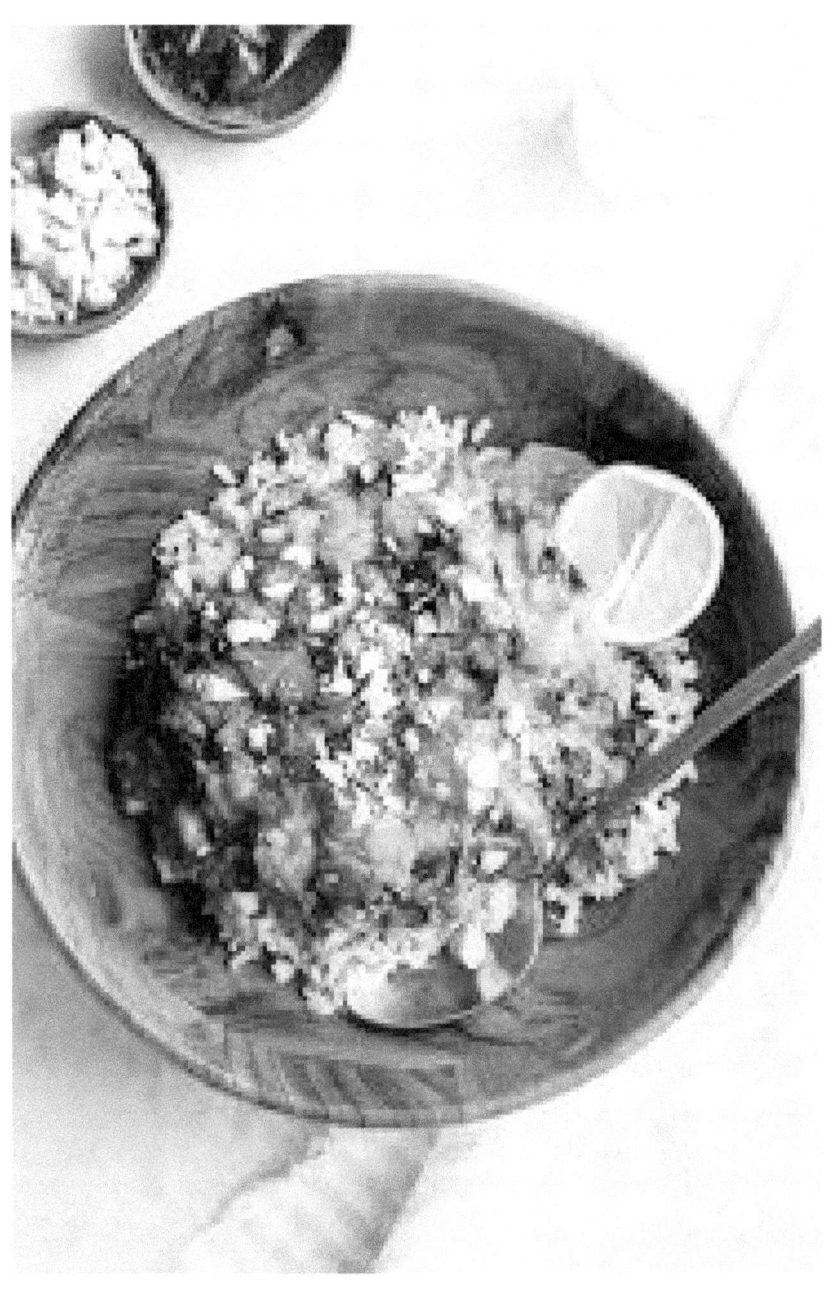

Gammaldags grönsaks- och linsgryta

(Färdig på cirka 25 minuter | 5 portioner)

Per portion: Kalorier: 475; Fett: 17,3 g; Kolhydrater: 61,4g; Proteiner: 23,7g

Ingredienser

3 matskedar olivolja

1 stor lök hackad

1 hackad morot

1 paprika, tärnad

1 habanero chile, hackad

3 vitlöksklyftor, hackade

Kosher salt och svartpeppar, efter smak

1 tsk malen spiskummin

1 tsk rökt paprika

1 (28-ounce) burk tomater, krossade

2 matskedar tomatsås

4 koppar grönsaksbuljong

3/4 pund torkade röda linser, blötlagda över natten och avrunna

1 avokado skivad

Adresser

Värm olivoljan på medelvärme i en tjockbottnad gryta. När det är varmt, fräs löken, moroten och paprikan i cirka 4 minuter.

Fräs vitlöken i cirka 1 minut eller så.

Tillsätt kryddor, tomater, tomatsås, buljong och konserverade linser. Låt det puttra, rör om då och då, i cirka 20 minuter eller tills det är genomstekt.

Servera garnerad med avokadoskivor. Njut av!

indisk chana masala

(Färdig på cirka 15 minuter | Serverar 4)

Per portion: Kalorier: 305; Fett: 17,1 g; Kolhydrater: 30,1g; Protein: 9,4g

Ingredienser

1 dl tomater, mosade

1 Kashmiri chili, hackad

1 stor schalottenlök, hackad

1 tsk färsk ingefära, skalad och riven

4 matskedar olivolja

2 hackade vitlöksklyftor

1 tsk korianderfrön

1 tsk garam masala

1/2 tesked gurkmejapulver

Havssalt och mald svartpeppar efter smak

1/2 dl grönsaksbuljong

16 uns konserverade kikärter

1 msk färsk citronsaft

Adresser

I din mixer eller matberedare, blanda tomaterna, Kashmiri chili, schalottenlök och ingefära till en pasta.

Värm olivoljan på medelvärme i en kastrull. När den är varm, koka den beredda pastan och vitlöken i cirka 2 minuter.

Tillsätt resterande kryddor, buljong och kikärter. Sätt elden på låg värme. Fortsätt tillaga på låg värme i 8 minuter till eller tills den är genomstekt.

Ta bort från elden. Ringla färsk citronsaft över toppen av varje portion. Njut av!

Röd bönpastej

(Färdig på cirka 10 minuter | Serverar 8)

Per portion: Kalorier: 135; Fett: 12,1g; Kolhydrater: 4,4g; Protein: 1,6g

Ingredienser

2 matskedar olivolja

1 hackad lök

1 paprika hackad

2 hackade vitlöksklyftor

2 dl kidneybönor, kokta och avrunna

1/4 kopp olivolja

1 tsk stenmald senap

2 msk hackad färsk persilja

2 msk hackad färsk basilika

Havssalt och mald svartpeppar efter smak

Adresser

Värm olivoljan på medelhög värme i en kastrull. Koka nu löken, paprikan och vitlöken tills de är mjuka eller cirka 3 minuter.

Tillsätt wokblandningen i din mixer; tillsätt resterande ingredienser. Mixa ingredienserna i din mixer eller matberedare tills de är slät och krämig.

Njut av!

Skål med bruna linser

(Färdig på cirka 20 minuter + kylningstid | 4 portioner)

Per portion: Kalorier: 452; Fett: 16,6 g; Kolhydrater: 61,7g; Proteiner: 16,4g

Ingredienser

1 dl bruna linser, blötlagda över natten och avrunna

3 koppar vatten

2 koppar kokt brunt ris

1 zucchini, tärnad

1 hackad rödlök

1 tsk finhackad vitlök

1 skivad gurka

1 paprika skivad

4 matskedar olivolja

1 msk risvinäger

2 msk citronsaft

2 matskedar sojasås

1/2 tsk torkad oregano

1/2 tsk malen spiskummin

Havssalt och mald svartpeppar efter smak

2 koppar ruccola

2 dl romansallat, skuren i bitar

Adresser

Tillsätt de bruna linserna och vattnet i en kastrull och låt koka upp på hög värme. Sänk sedan värmen till en sjud och fortsätt koka i 20 minuter eller tills den är mjuk.

Lägg linserna i en salladsskål och låt dem svalna helt.

Tillsätt de återstående ingredienserna och rör om så att det blandas väl. Servera i rumstemperatur eller kall. Njut av!

Varm och kryddig Anasazi bönsoppa

(Färdig på cirka 1 timme och 10 minuter | 5 portioner)

Per portion: Kalorier: 352; Fett: 8,5 g; Kolhydrater: 50,1g; Proteiner: 19,7g

Ingredienser

2 koppar Anasazibönor, blötlagda över natten, avrunna och sköljda

8 koppar vatten

2 lagerblad

3 matskedar olivolja

2 medelstora lökar, hackade

2 paprika, hackad

1 habanero chile, hackad

3 vitlöksklyftor, pressade eller hackade

Havssalt och mald svartpeppar efter smak

Adresser

Koka upp Anasazi-bönor och vatten i en soppgryta. När det kokar, sänk värmen till en sjud. Tillsätt lagerbladen och koka i ca 1 timme eller tills de är mjuka.

Värm under tiden olivoljan i en tjockbottnad kastrull på medelhög värme. Stek nu lök, paprika och vitlök i cirka 4 minuter tills de är mjuka.

Tillsätt wokblandningen till de kokta bönorna. Krydda med salt och svartpeppar.

Fortsätt att koka på låg värme, rör om med jämna mellanrum, i 10 minuter till eller tills allt är genomstekt. Njut av!

Svartögd ärtsallad (Ñebbe)

(Färdig på cirka 1 timme | 5 portioner)

Per portion: Kalorier: 471; Fett: 17,5g; Kolhydrater: 61,5g; Proteiner: 20,6g

Ingredienser

2 koppar torkade svartögda ärtor, blötlagda över natten och avrunna

2 msk hackade basilikablad

2 msk hackad bladpersilja

1 schalottenlök hackad

1 skivad gurka

2 paprikor, kärnade och tärnade

1 Scotch Bonnet chilipeppar, kärnad och finhackad

1 dl körsbärstomater, i fjärdedelar

Havssalt och mald svartpeppar efter smak

2 msk färsk limejuice

1 msk äppelcidervinäger

1/4 kopp extra virgin olivolja

1 avokado, skalad, urkärnad och skivad

Adresser

Täck de svartögda ärtorna med vatten med 2 tum och låt koka upp försiktigt. Låt det koka i ca 15 minuter.

Låt sedan koka upp värmen i cirka 45 minuter. Låt den svalna helt.

Lägg de svartögda ärtorna i en salladsskål. Tillsätt basilika, persilja, schalottenlök, gurka, paprika, körsbärstomater, salt och svartpeppar.

I en skål, vispa ihop citronsaft, vinäger och olivolja.

Klä salladen, dekorera med färsk avokado och servera direkt. Njut av!

Mammas berömda chili

(Färdig på cirka 1 timme och 30 minuter | 5 portioner)

Per portion: Kalorier: 455; Fett: 10,5 g; Kolhydrater: 68,6g; Proteiner: 24,7g

Ingredienser

1 pund röda svarta bönor, blötlagda över natten och avrunna

3 matskedar olivolja

1 stor rödlök, tärnad

2 paprika, tärnade

1 poblano chile, hackad

1 stor morot, putsad och tärnad

2 hackade vitlöksklyftor

2 lagerblad

1 tsk blandade pepparkorn

Kosher salt och cayennepeppar, efter smak

1 matsked paprika

2 mogna tomater, mosade

2 matskedar tomatsås

3 koppar grönsaksbuljong

Adresser

Täck de blötlagda bönorna med ett nytt kallt vatten och låt koka upp. Låt det koka i ca 10 minuter. Sänk värmen till låg och fortsätt koka i 50 till 55 minuter eller tills de är mjuka.

Värm olivoljan på medelvärme i en tjockbottnad gryta. När det är varmt fräs löken, paprikan och moroten.

Fräs vitlöken i cirka 30 sekunder eller tills den är aromatisk.

Tillsätt resterande ingredienser tillsammans med de kokta bönorna. Låt sjuda, rör om med jämna mellanrum, i 25 till 30 minuter eller tills det är genomstekt.

Kasta lagerbladen, lägg i individuella skålar och servera varmt.

Kikärtsgräddsallad med pinjenötter

(Färdig på cirka 10 minuter | Serverar 4)

Per portion: Kalorier: 386; Fett: 22,5g; Kolhydrater: 37,2g; Proteiner: 12,9g

Ingredienser

16 uns konserverade kikärter, avrunna

1 tsk finhackad vitlök

1 schalottenlök hackad

1 dl körsbärstomater, halverade

1 paprika, kärnad och skivad

1/4 kopp hackad färsk basilika

1/4 kopp hackad färsk persilja

1/2 kopp vegansk majonnäs

1 msk citronsaft

1 tsk kapris, avrunnen

Havssalt och mald svartpeppar efter smak

2 uns pinjenötter

Adresser

Lägg kikärtorna, grönsakerna och örterna i en salladsskål.

Tillsätt majonnäs, citronsaft, kapris, salt och svartpeppar. Rör om för att kombinera.

Toppa med pinjenötter och servera genast. Njut av!

Black Bean Buddha skål

(Färdig på cirka 1 timme | 4 serveringar)

Per portion: Kalorier: 365; Fett: 14,1g; Kolhydrater: 45,6g; Proteiner: 15,5g

Ingredienser

1/2 pund svarta bönor, blötlagda över natten och avrunna

2 koppar kokt brunt ris

1 medelstor lök, tunt skivad

1 dl paprika, kärnad och skivad

1 jalapenopeppar, kärnad och skivad

2 hackade vitlöksklyftor

1 kopp ruccola

1 dl babyspenat

1 tsk limeskal

1 msk dijonsenap

1/4 kopp rödvinsvinäger

1/4 kopp extra virgin olivolja

2 msk agavesirap

Flinga havssalt och mald svartpeppar efter smak

1/4 kopp färsk italiensk persilja, hackad

Adresser

Täck de blötlagda bönorna med ett nytt kallt vatten och låt koka upp. Låt det koka i ca 10 minuter. Sänk värmen till låg och fortsätt koka i 50 till 55 minuter eller tills de är mjuka.

För att servera, dela bönor och ris mellan skålar; toppa med grönsaker.

I en liten skål, blanda väl limeskal, senap, vinäger, olivolja, agavesirap, salt och peppar. Ringla vinägretten över salladen.

Garnera med färsk italiensk persilja. Njut av!

Mellanöstern kikärtsgryta

(Färdig på cirka 20 minuter | 4 portioner)

Per portion: Kalorier: 305; Fett: 11,2g; Kolhydrater: 38,6g; Proteiner: 12,7g

Ingredienser

1 hackad lök

1 hackad chili

2 hackade vitlöksklyftor

1 tsk senapsfrön

1 tsk korianderfrön

1 lagerblad

1/2 kopp tomatpuré

2 matskedar olivolja

1 selleri med blad, hackad

2 medelstora morötter, skivade och hackade

2 koppar grönsaksbuljong

1 tsk malen spiskummin

1 liten kanelstång

16 uns konserverade kikärter, avrunna

2 dl mangold, skuren i bitar

Adresser

I din mixer eller matberedare, mixa löken, chilipeppar, vitlök, senapsfrön, korianderfrön, lagerblad och tomatpuré tills den är slät.

Värm olivoljan i en kastrull tills den fräser. Koka nu sellerin och morötterna i cirka 3 minuter eller tills de är mjuka. Tillsätt pastan och fortsätt koka i 2 minuter till.

Tillsätt sedan grönsaksbuljongen, spiskummin, kanel och kikärter; sätt den på låg värme.

Låt värmen sjuda och låt koka i 6 minuter; Tillsätt mangold och fortsätt koka i ytterligare 4 till 5 minuter eller tills bladen vissnar. Servera varmt och njut!

Lins- och tomatdip

(Färdig på cirka 10 minuter | Serverar 8)

Per portion: Kalorier: 144; Fett: 4,5 g; Kolhydrater: 20,2g; Proteiner: 8,1g

Ingredienser

16 uns linser, kokta och avrunna

4 matskedar torkade tomater, hackade

1 kopp tomatpuré

4 matskedar tahini

1 tsk stenmald senap

1 tsk malen spiskummin

1/4 tsk malet lagerblad

1 tsk röd paprikaflingor

Havssalt och mald svartpeppar efter smak

Adresser

Mixa alla ingredienser i din mixer eller matberedare tills önskad konsistens uppnås.

Ställ i kylen tills den ska serveras.

Servera med rostade pitabrödskivor eller grönsaksstavar. Njut av!

Gröna ärter gräddsallad

(Färdig på cirka 10 minuter + kylningstid | 6 portioner)

Per portion: Kalorier: 154; Fett: 6,7 g; Kolhydrater: 17,3g; Proteiner: 6,9 g

Ingredienser

2 (14,5-ounce) burkar gröna ärtor, avrunna

1/2 kopp vegansk majonnäs

1 tsk dijonsenap

2 msk hackad gräslök

2 hackade gurkor

1/2 kopp marinerad svamp, hackad och avrunnen

1/2 tsk finhackad vitlök

Havssalt och mald svartpeppar efter smak

Adresser

Lägg alla ingredienser i en salladsskål. Rör om försiktigt för att kombinera.

Ställ in salladen i kylen tills den ska serveras.

Njut av!

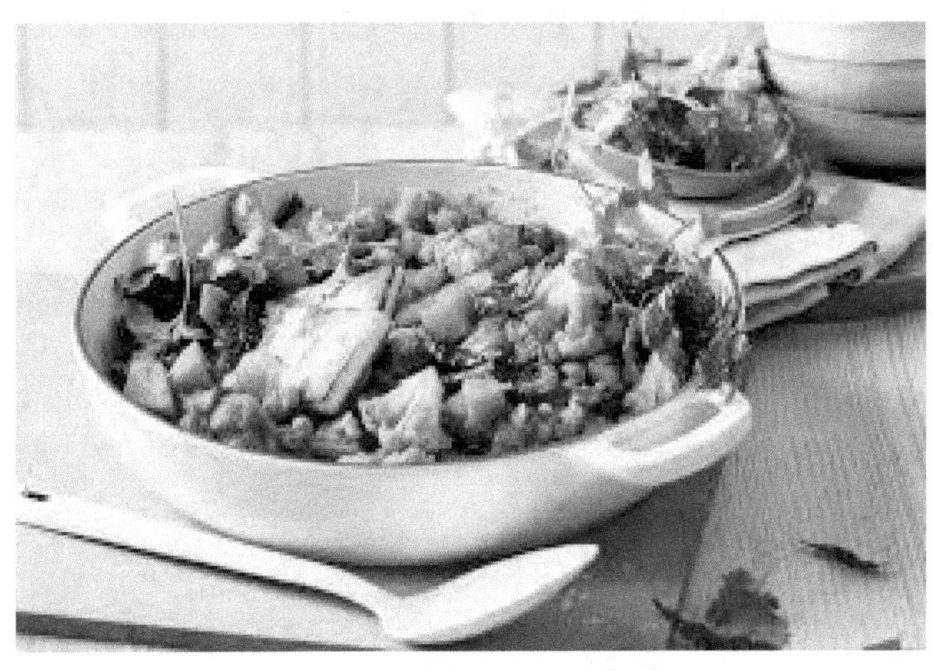

Mellanöstern Za'atar Hummus

(Färdig på cirka 10 minuter | Serverar 8)

Per portion: Kalorier: 140; Fett: 8,5 g; Kolhydrater: 12,4g; Proteiner: 4,6g

Ingredienser

10 uns kikärter, kokta och avrunna

1/4 kopp tahini

2 matskedar extra virgin olivolja

2 msk soltorkade tomater, hackade

1 färskpressad citron

2 hackade vitlöksklyftor

Kosher salt och mald svartpeppar, efter smak

1/2 tsk rökt paprika

1 tsk Za'atar

Adresser

Mixa alla ingredienser i din matberedare tills den är slät och krämig.

Ställ i kylen tills den ska serveras.

Njut av!

Linssallad med pinjenötter

(Färdig på cirka 20 minuter + kylningstid | 3 portioner)

Per portion: Kalorier: 332; Fett: 19,7 g; Kolhydrater: 28,2g; Protein: 12,2g

Ingredienser

1/2 kopp bruna linser

1 ½ dl grönsaksbuljong

1 morot, skuren i stavar

1 liten lök hackad

1 skivad gurka

2 hackade vitlöksklyftor

3 matskedar extra virgin olivolja

1 msk rödvinsvinäger

2 msk citronsaft

2 msk hackad basilika

2 msk hackad persilja

2 msk hackad gräslök

Havssalt och mald svartpeppar efter smak

2 msk pinjenötter, hackade

Adresser

Tillsätt de bruna linserna och grönsaksbuljongen i en kastrull och låt koka upp på hög värme. Sänk sedan värmen till en sjud och fortsätt koka i 20 minuter eller tills den är mjuk.

Lägg linserna i en salladsskål.

Tillsätt grönsakerna och rör om så att det blandas väl. I en skål, vispa ihop olja, vinäger, citronsaft, basilika, persilja, gräslök, salt och svartpeppar.

Klä din sallad, dekorera med pinjenötter och servera i rumstemperatur. Njut av!

Varm Anasazi bönsallad

(Färdig på cirka 1 timme | 5 portioner)

Per portion: Kalorier: 482; Fett: 23,1 g; Kolhydrater: 54,2g; Proteiner: 17,2g

Ingredienser

2 koppar Anasazibönor, blötlagda över natten, avrunna och sköljda

6 koppar vatten

1 poblano chile, hackad

1 hackad lök

1 dl körsbärstomater, halverade

2 dl blandad sallad, i bitar

Bandage:

1 tsk finhackad vitlök

1/2 kopp extra virgin olivolja

1 msk citronsaft

2 matskedar rödvinsvinäger

1 msk stenmalen senap

1 msk sojasås

1/2 tsk torkad oregano

1/2 tsk torkad basilika

Havssalt och mald svartpeppar efter smak

Adresser

Koka upp Anasazi-bönorna och vattnet i en kastrull. När det kokar, sänk värmen till en sjud och låt den koka i cirka 1 timme eller tills den är mjuk.

Häll av de kokta bönorna och lägg dem i en salladsskål; tillsätt övriga salladsingredienser.

Vispa sedan alla ingredienserna till dressingen i en liten skål tills de är väl blandade. Klä din sallad och blanda ihop. Servera i rumstemperatur och njut!

Traditionell Mnazaleh gryta

(Färdig på cirka 25 minuter | Serverar 4)

Per portion: Kalorier: 439; Fett: 24g; Kolhydrater: 44,9g; Proteiner: 13,5g

Ingredienser

4 matskedar olivolja

1 hackad lök

1 stor aubergine, skalad och tärnad

1 kopp hackade morötter

2 hackade vitlöksklyftor

2 stora tomater, mosade

1 tsk Baharatkrydda

2 koppar grönsaksbuljong

14 uns konserverade kikärter, avrunna

Kosher salt och mald svartpeppar, efter smak

1 medelstor avokado, urkärnad, skalad och skivad

Adresser

Värm olivoljan på medelvärme i en tjockbottnad gryta. När det är varmt fräs löken, auberginen och morötterna i ca 4 minuter.

Fräs vitlöken i cirka 1 minut eller tills den är aromatisk.

Tillsätt tomater, Baharat-krydda, buljong och konserverade kikärter. Låt det puttra, rör om då och då, i cirka 20 minuter eller tills det är genomstekt.

Krydda med salt och peppar. Servera garnerad med färska avokadoskivor. Njut av!

Grädde av röda linser och paprika

(Färdig på cirka 25 minuter | 9 serveringar)

Per portion: Kalorier: 193; Fett: 8,5 g; Kolhydrater: 22,3g; Proteiner: 8,5g

Ingredienser

1 ½ dl röda linser, blötlagda över natten och avrunna

4 ½ koppar vatten

1 kvist rosmarin

2 lagerblad

2 rostade paprika, kärnade och tärnade

1 schalottenlök hackad

2 hackade vitlöksklyftor

1/4 kopp olivolja

2 matskedar tahini

Havssalt och mald svartpeppar efter smak

Adresser

Tillsätt röda linser, vatten, rosmarin och lagerblad i en kastrull och låt koka upp på hög värme. Sänk sedan värmen till en sjud och fortsätt koka i 20 minuter eller tills den är mjuk.

Lägg linserna i en matberedare.

Tillsätt resten av ingredienserna och bearbeta tills allt är väl blandat.

Njut av!

Wok stekt kryddad snöärta

(Färdig på cirka 10 minuter | Serverar 4)

Per portion: Kalorier: 196; Fett: 8,7 g; Kolhydrater: 23g; Proteiner: 7,3 g

Ingredienser

2 matskedar sesamolja

1 hackad lök

1 morot, skivad och hackad

1 tsk ingefära-vitlökspasta

1 pund snöärter

Sichuan peppar, efter smak

1 tsk Srirachasås

2 matskedar sojasås

1 msk risvinäger

Adresser

Värm sesamolja i en wok tills den fräser. Fräs nu löken och moroten i 2 minuter eller tills de är knapriga.

Tillsätt ingefära-vitlökspastan och fortsätt koka i ytterligare 30 sekunder.

Tillsätt ärtorna och fräs på hög värme i cirka 3 minuter tills de är lätt förkolnade.

Tillsätt sedan peppar, Sriracha, sojasås och risvinäger och fräs i 1 minut till. Servera genast och njut!

Snabb chili varje dag

(Färdig på cirka 35 minuter | 5 portioner)

Per portion: Kalorier: 345; Fett: 8,7 g; Kolhydrater: 54,5g; Proteiner: 15,2g

Ingredienser

2 matskedar olivolja

1 stor lök hackad

1 selleri med blad, putsad och tärnad

1 morot, putsad och tärnad

1 sötpotatis, skalad och tärnad

3 vitlöksklyftor, hackade

1 jalapenopeppar, finhackad

1 tsk cayennepeppar

1 tsk korianderfrön

1 tsk fänkålsfrön

1 tsk paprika

2 koppar stuvade tomater, krossade

2 matskedar tomatsås

2 tsk veganska buljonggranulat

1 kopp vatten

1 kopp grädde av lök

2 pund konserverade pintobönor, avrunna

1 skivad lime

Adresser

Värm olivoljan på medelvärme i en tjockbottnad gryta. När det är varmt fräs löken, sellerin, moroten och sötpotatisen i ca 4 minuter.

Fräs vitlök och jalapenopeppar i ca 1 minut eller så.

Tillsätt kryddor, tomater, tomatsås, veganska buljonggranulat, vatten, krämig lök och konserverade bönor. Låt det puttra, rör om då och då, i cirka 30 minuter eller tills det är genomstekt.

Servera garnerad med limeklyftorna. Njut av!

Krämig svartögd ärtsallad

(Färdig på cirka 1 timme | 5 portioner)

Per portion: Kalorier: 325; Fett: 8,6 g; Kolhydrater: 48,2g; Proteiner: 17,2g

Ingredienser

1 ½ dl svartögda ärtor, blötlagda över natten och avrunna

4 gräslöksstjälkar, skivade

1 julienne skuren morot

1 dl grönkål, strimlad

2 paprikor, kärnade och hackade

2 medelstora tomater, tärnade

1 msk soltorkade tomater, hackade

1 tsk finhackad vitlök

1/2 kopp vegansk majonnäs

1 msk limejuice

1/4 kopp vitvinsvinäger

Havssalt och mald svartpeppar efter smak

Adresser

Täck de svartögda ärtorna med vatten med 2 tum och låt koka upp försiktigt. Låt det koka i ca 15 minuter.

Låt sedan koka upp värmen i cirka 45 minuter. Låt den svalna helt.

Lägg de svartögda ärtorna i en salladsskål. Tillsätt de återstående ingredienserna och rör om så att det blandas väl. Njut av!

Kikärtsfyllda avokado

(Färdig på cirka 10 minuter | Serverar 4)

Per portion: Kalorier: 205; Fett: 15,2g; Kolhydrater: 16,8g; Proteiner: 4,1g

Ingredienser

2 avokado, urkärnade och halverade

1/2 färskpressad citron

4 msk hackad gräslök

1 finhackad vitlöksklyfta

1 medelstor tomat hackad

1 paprika, kärnad och hackad

1 röd chilipeppar, kärnad och hackad

2 uns kikärter, kokta eller kokta, avrunna

Kosher salt och mald svartpeppar, efter smak

Adresser

Ordna dina avokadon på ett serveringsfat. Ringla citronsaft över varje avokado.

I en skål, rör försiktigt de återstående ingredienserna till fyllningen tills de är väl införlivade.

Fyll avokadon med den förberedda blandningen och servera omedelbart. Njut av!

svart bönsoppa

(Färdig på cirka 1 timme 50 minuter | 4 serveringar)

Per portion: Kalorier: 505; Fett: 11,6g; Kolhydrater: 80,3g; Proteiner: 23,2g

Ingredienser

2 dl svarta bönor, blötlagda över natten och avrunna

1 kvist timjan

2 matskedar kokosolja

2 hackade lökar

1 revbenselleri, hackad

1 morot, skalad och hackad

1 italiensk paprika, kärnad och hackad

1 chilipeppar, kärnad och finhackad

4 vitlöksklyftor, pressade eller hackade

Havssalt och nymalen svartpeppar efter smak

1/2 tsk malen spiskummin

1/4 tsk malet lagerblad

1/4 tsk mald kryddpeppar

1/2 tsk torkad basilika

4 koppar grönsaksbuljong

1/4 kopp färsk koriander, hackad

2 uns tortillachips

Adresser

Koka upp bönorna och 6 dl vatten i en soppgryta. När det kokar, sänk värmen till en sjud. Tillsätt timjankvisten och koka i cirka 1 timme och 30 minuter eller tills den är mjuk.

Under tiden, i en tjockbottnad gryta, värm olja på medelhög värme. Fräs nu lök, selleri, morot och paprika i cirka 4 minuter tills de är mjuka.

Fräs sedan vitlöken i cirka 1 minut eller tills den doftar.

Tillsätt wokblandningen till de kokta bönorna. Tillsätt sedan salt, svartpeppar, spiskummin, malet lagerblad, mald kryddpeppar, torkad basilika och grönsaksbuljong.

Fortsätt att koka på låg värme, rör om med jämna mellanrum, i ytterligare 15 minuter eller tills allt är genomstekt.

Garnera med färsk koriander och tortillachips. Njut av!

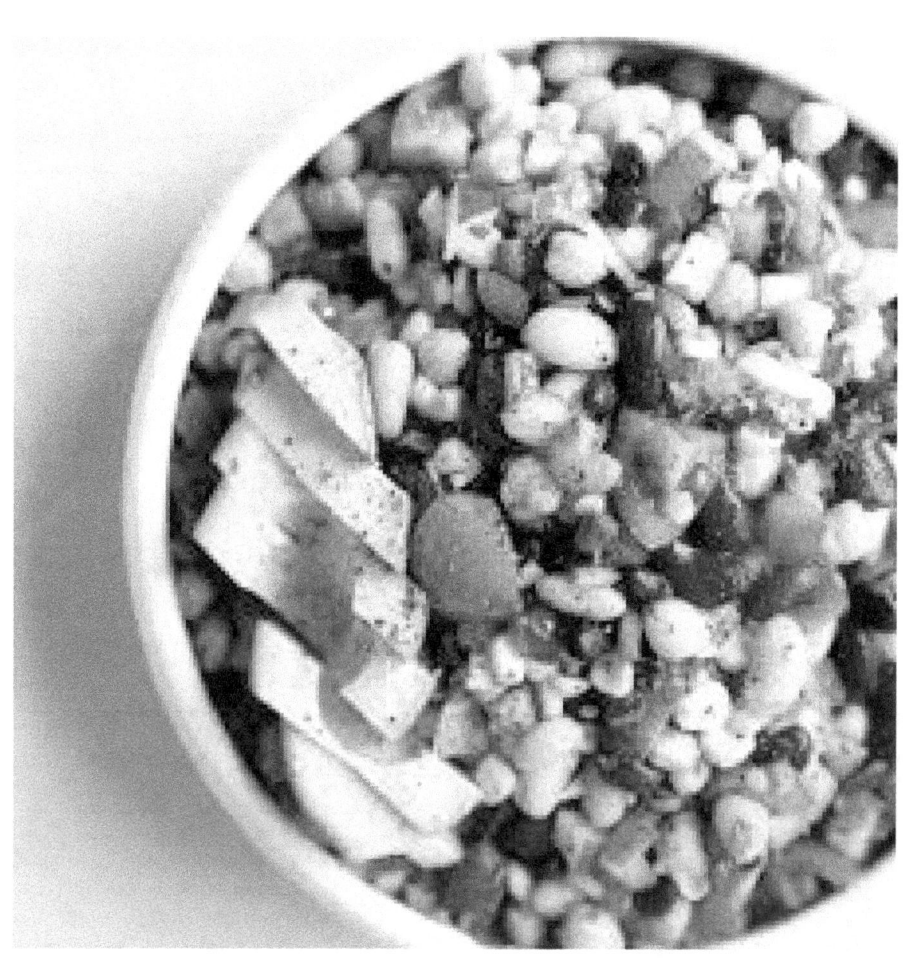

Beluga linssallad med örter

(Färdig på cirka 20 minuter + kylningstid | 4 portioner)

Per portion: Kalorier: 364; Fett: 17g; Kolhydrater: 40,2g; Proteiner: 13,3g

Ingredienser

1 kopp röda linser

3 koppar vatten

1 kopp druvtomater, halverade

1 grön paprika, kärnad och tärnad

1 röd paprika, kärnad och tärnad

1 röd chilipeppar, kärnad och tärnad

1 skivad gurka

4 matskedar hackad schalottenlök

2 msk hackad färsk persilja

2 matskedar färsk koriander, hackad

2 msk färsk gräslök, hackad

2 msk färsk basilika, hackad

1/4 kopp olivolja

1/2 tsk spiskummin

1/2 tsk finhackad ingefära

1/2 tsk finhackad vitlök

1 tsk agavesirap

2 matskedar färsk citronsaft

1 tsk citronskal

Havssalt och mald svartpeppar efter smak

2 uns svarta oliver, urkärnade och halverade

Adresser

Tillsätt de bruna linserna och vattnet i en kastrull och låt koka upp på hög värme. Sänk sedan värmen till en sjud och fortsätt koka i 20 minuter eller tills den är mjuk.

Lägg linserna i en salladsskål.

Tillsätt grönsakerna och örterna och rör om så att det blandas väl. Vispa ihop olja, spiskummin, ingefära, vitlök, agavesirap, citronsaft, citronskal, salt och svartpeppar i en skål.

Klä din sallad, dekorera med oliver och servera i rumstemperatur. Njut av!

italiensk bönsallad

(Färdig på cirka 1 timme + kylningstid | 4 serveringar)

Per portion: Kalorier: 495; Fett: 21,1 g; Kolhydrater: 58,4g; Proteiner: 22,1g

Ingredienser

3/4 pund cannellinibönor, blötlagda över natten och avrunna

2 dl blomkålsbuketter

1 rödlök, tunt skivad

1 tsk finhackad vitlök

1/2 tsk finhackad ingefära

1 jalapenopeppar, finhackad

1 kopp druvtomater, i fjärdedelar

1/3 kopp extra virgin olivolja

1 msk limejuice

1 tsk dijonsenap

1/4 kopp vit vinäger

2 vitlöksklyftor, pressade

1 tsk italiensk örtblandning

Kosher salt och mald svartpeppar, för smaksättning

2 uns gröna oliver, urkärnade och skivade

Adresser

Täck de blötlagda bönorna med ett nytt kallt vatten och låt koka upp. Låt det koka i ca 10 minuter. Sänk värmen till låg och fortsätt koka i 60 minuter eller tills de är mjuka.

Koka under tiden blomkålsbuketterna i cirka 6 minuter eller tills de precis är mjuka.

Låt bönor och blomkål svalna helt; överför dem sedan till en salladsskål.

Tillsätt de återstående ingredienserna och rör om så att det blandas väl. Smaka av och justera kryddor.

Njut av!

Tomater fyllda med vita bönor

(Färdig på cirka 10 minuter | 3 portioner)

Per portion: Kalorier: 245; Fett: 14,9 g; Kolhydrater: 24,4g; Protein: 5,1g

Ingredienser

3 medelstora tomater, skär en tunn skiva från toppen och ta bort fruktköttet

1 riven morot

1 hackad rödlök

1 skalad vitlöksklyfta

1/2 tsk torkad basilika

1/2 tsk torkad oregano

1 tsk torkad rosmarin

3 matskedar olivolja

3 uns konserverade marinbönor, avrunna

3 uns majskärnor, tinade

1/2 kopp tortillachips, krossade

Adresser

Lägg upp tomaterna på ett serveringsfat.

I en skål, rör resten av ingredienserna till fyllningen tills allt är väl blandat.

Fyll avokadon och servera genast. Njut av!

Vinter svartögd ärtsoppa

(Färdig på cirka 1 timme och 5 minuter | 5 portioner)

Per portion: Kalorier: 147; Fetter: 6g; Kolhydrater: 13,5g; Proteiner: 7,5 g

Ingredienser

2 matskedar olivolja

1 hackad lök

1 hackad morot

1 hackad palsternacka

1 dl fänkålslökar, hackade

2 hackade vitlöksklyftor

2 koppar torkade svartögda ärtor, blötlagda över natten

5 koppar grönsaksbuljong

Kosher salt och nymalen svartpeppar, för smaksättning

Adresser

Värm olivoljan på medelhög värme i en kastrull. När den är varm, fräs lök, morot, palsternacka och fänkål i 3 minuter eller tills de är mjuka.

Tillsätt vitlöken och fortsätt fräsa i 30 sekunder eller tills den är aromatisk.

Tillsätt ärtorna, grönsaksbuljongen, salt och svartpeppar. Fortsätt tillaga, delvis täckt, i ytterligare 1 timme eller tills den är genomstekt.

Njut av!

Röda bönor Empanadas

(Färdig på cirka 15 minuter | Serverar 4)

Per portion: Kalorier: 318; Fett: 15,1 g; Kolhydrater: 36,5g; Proteiner: 10,9g

Ingredienser

12 uns konserverade eller kokta kidneybönor, avrunna

1/3 kopp gammaldags havre

1/4 kopp universalmjöl

1 tsk bakpulver

1 liten schalottenlök, hackad

2 hackade vitlöksklyftor

Havssalt och mald svartpeppar efter smak

1 tsk paprika

1/2 tsk chilipulver

1/2 tsk malet lagerblad

1/2 tsk malen spiskummin

1 chiaägg

4 matskedar olivolja

Adresser

Lägg bönorna i en skål och mosa dem med en gaffel.

Blanda bönor, havre, mjöl, bakpulver, schalottenlök, vitlök, salt, svartpeppar, paprika, chilipulver, malet lagerblad, spiskummin och chiaägg väl.

Forma fyra biffar med blandningen.

Värm sedan upp olivoljan i en stekpanna på medelhög värme. Stek burgarna i ca 8 minuter, vänd en eller två gånger.

Servera med dina favoritdressingar. Njut av!

Hemgjorda ärtburgare

(Färdig på cirka 15 minuter | Serverar 4)

Per portion: Kalorier: 467; Fett: 19,1 g; Kolhydrater: 58,5g; Proteiner: 15,8g

Ingredienser

1 pund ärter, frysta och tinade

1/2 kopp kikärtsmjöl

1/2 kopp vanligt mjöl

1/2 kopp ströbröd

1 tsk bakpulver

2 linägg

1 tsk paprika

1/2 tsk torkad basilika

1/2 tsk torkad oregano

Havssalt och mald svartpeppar efter smak

4 matskedar olivolja

4 hamburgerbullar

Adresser

I en skål, kombinera ärtor, mjöl, ströbröd, bakpulver, linägg, paprika, basilika, oregano, salt och svartpeppar väl.

Forma fyra biffar med blandningen.

Värm sedan upp olivoljan i en stekpanna på medelhög värme. Stek burgarna i ca 8 minuter, vänd en eller två gånger.

Servera på hamburgerbullar och njut!

Gryta med svarta bönor och spenat

(Färdig på cirka 1 timme 35 minuter | 4 portioner)

Per portion: Kalorier: 459; Fett: 9,1 g; Kolhydrater: 72g; Proteiner: 25,4g

Ingredienser

2 dl svarta bönor, blötlagda över natten och avrunna

2 matskedar olivolja

1 lök, skalad och halverad

1 jalapenopeppar, skivad

2 paprikor, kärnade och skivade

1 dl svamp, skivad

2 hackade vitlöksklyftor

2 koppar grönsaksbuljong

1 tsk paprika

Kosher salt och mald svartpeppar, efter smak

1 lagerblad

2 dl spenat, skuren i bitar

Adresser

Täck de blötlagda bönorna med ett nytt kallt vatten och låt koka upp. Låt det koka i ca 10 minuter. Sänk värmen till låg och fortsätt koka i 50 till 55 minuter eller tills de är mjuka.

Värm olivoljan på medelvärme i en tjockbottnad gryta. När det är varmt, fräs löken och paprikan i cirka 3 minuter.

Fräs vitlök och svamp i cirka 3 minuter eller tills svampen släpper vätskan och vitlöken doftar.

Tillsätt grönsaksbuljong, paprika, salt, svartpeppar, lagerblad och kokta bönor. Låt puttra, rör om med jämna mellanrum, i cirka 25 minuter eller tills den är genomstekt.

Tillsätt sedan spenaten och låt sjuda under lock i cirka 5 minuter. Njut av!

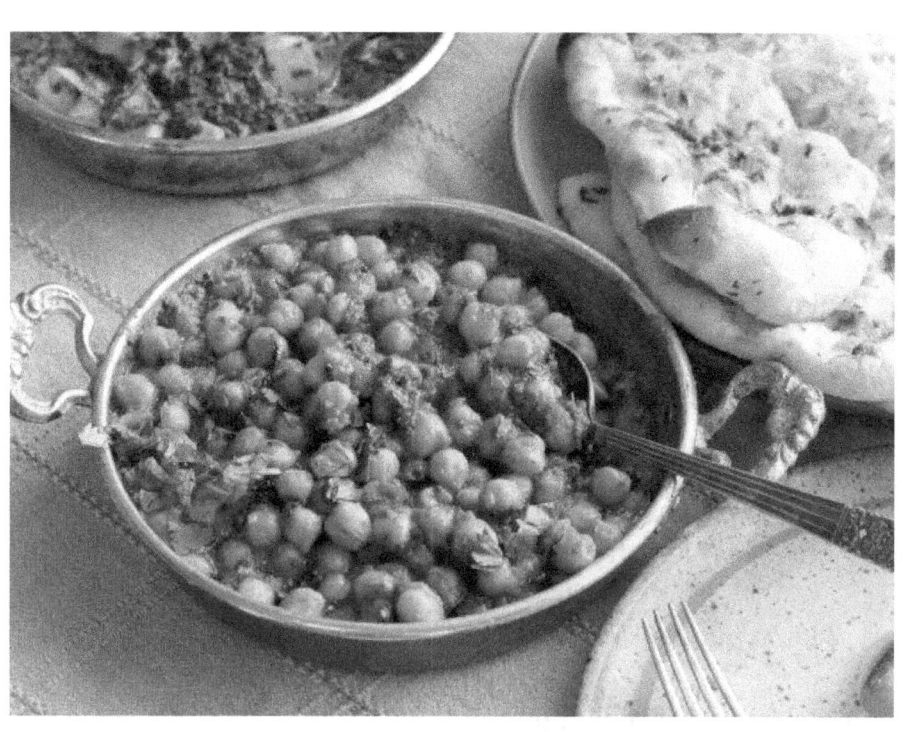

Den bästa chokladgranolan någonsin

(Färdig på cirka 1 timme | Portioner 10)

Per portion: Kalorier: 428; Fett: 23,4g; Kolhydrater: 46,4 g; Protein: 11,3g

Ingredienser

1/2 kopp kokosolja

1/2 kopp agavesirap

1 tsk vaniljpasta

3 koppar havregryn

1/2 kopp hasselnötter, hackade

1/2 kopp pumpafrön

1/2 tsk mald kardemumma

1 tsk mald kanel

1/4 tsk mald kryddnejlika

1 tsk Himalayasalt

1/2 kopp mörk choklad, skuren i bitar

Vägbeskrivning

Börja med att förvärma ugnen till 260 grader F; klä två kantade bakplåtar med en bit bakplåtspapper.

Blanda sedan kokosolja, agavesirap och vanilj ordentligt i en mixerskål.

Tillsätt gradvis havre, hasselnötter, pumpafrön och kryddor; kasta för att täcka väl. Bred ut blandningen på de förberedda bakplåtarna.

Grädda i mitten av ugnen, rör om halvvägs genom tillagningstiden, i cirka 1 timme eller tills de är gyllenbruna.

Rör ner den mörka chokladen och låt din granola svalna helt innan den förvaras. Förvara i en lufttät behållare.

Smaklig måltid!

Höstens pumpa bakkakor

(Färdig på cirka 30 minuter | Portioner 4)

Per portion: Kalorier: 198; Fett: 9,4 g; Kolhydrater: 24,5 g; Protein: 5,2g

Ingredienser

1/2 kopp havremjöl

1/2 kopp helvete vitt mjöl

1 tsk bakpulver

1/4 tsk Himalayasalt

1 tsk socker

1/2 tsk mald kryddpeppar

1/2 tsk mald kanel

1/2 tsk kristalliserad ingefära

1 tsk citronsaft, färskpressad

1/2 kopp mandelmjölk

1/2 kopp pumpapuré

2 msk kokosolja

Vägbeskrivning

Blanda mjöl, bakpulver, salt, socker och kryddor i en bunke. Tillsätt gradvis citronsaft, mjölk och pumpapuré.

Värm en elektrisk stekpanna på medium och häll lätt på den med kokosoljan.

Koka kakan i cirka 3 minuter tills bubblorna bildas; vänd den och stek på andra sidan i 3 minuter längre tills den fått färg på undersidan.

Upprepa med resterande olja och smet. Servera eventuellt pudrad med kanelsocker. Smaklig måltid!

www.ingramcontent.com/pod-product-compliance
Lightning Source LLC
Chambersburg PA
CBHW071432080526
44587CB00014B/1815